LA CUCINA INDIANA 2022

DELIZIOSE RICETTE DELLA TRADIZIONE INDIANA

PER PRINCIPIANTI

RUBIN BURMAN

Sommario

Aglio Raita 19

    ingredienti 19

    Metodo 19

Raita di verdure miste 20

    ingredienti 20

    Metodo 20

Boondi Raita 21

    ingredienti 21

    Metodo 21

Cavolfiore Raita 22

    ingredienti 22

    Metodo 23

Cavolo Raita 24

    ingredienti 24

    Metodo 24

Barbabietola Raita 25

    ingredienti 25

    Metodo 25

Legumi germogliati Raita 26

    ingredienti 26

    Metodo 26

Pasta Pudina Raita 27

    ingredienti 27

- Metodo 27
- Mint Raita 28
  - ingredienti 28
  - Metodo 28
- Melanzane Raita 29
  - ingredienti 29
  - Metodo 29
- Zafferano Raita 30
  - ingredienti 30
  - Metodo 30
- Yam Raita 31
  - ingredienti 31
  - Metodo 32
- Okra Raita 33
  - ingredienti 33
  - Metodo 33
- Tortino di spinaci croccanti 34
  - ingredienti 34
  - Metodo 34
- Rava Dosa 36
  - ingredienti 36
  - Metodo 36
- Cotoletta Doodhi 38
  - ingredienti 38
  - Per la salsa bianca: 38
  - Metodo 38
- Patra 40

ingredienti 40

Per la pastella: 40

Metodo 41

Kebab Di Pollo Nargisi 42

ingredienti 42

Metodo 43

Sev Puris con Topping Salato 44

ingredienti 44

Metodo 45

Rotolo speciale 46

ingredienti 46

Metodo 47

Colocasia fritta 48

ingredienti 48

Metodo 49

Dhal Dosa misto 50

ingredienti 50

Metodo 50

Torte Makkai 51

ingredienti 51

Metodo 52

Hara Bhara Kebab 53

ingredienti 53

Metodo 53

Pesce Pakoda 55

ingredienti 55

Metodo 56

- Shammi Kebab ... 57
  - ingredienti ... 57
  - Metodo ... 58
- Dhokla di base ... 59
  - ingredienti ... 59
  - Metodo ... 60
- Adai ... 61
  - ingredienti ... 61
  - Metodo ... 62
- Double Decker Dhokla ... 63
  - ingredienti ... 63
  - Metodo ... 64
- Ulundu Vada ... 65
  - ingredienti ... 65
  - Metodo ... 65
- Bhakar Wadi ... 66
  - ingredienti ... 66
  - Metodo ... 66
- Mangalorean Chaat ... 68
  - ingredienti ... 68
  - Metodo ... 69
- Pani Puri ... 70
  - ingredienti ... 70
  - Per il ripieno: ... 70
  - Per il pani: ... 70
  - Metodo ... 71
- Uovo Di Spinaci Ripieni ... 72

    ingredienti 72

    Metodo 73

Sada Dosa 74

    ingredienti 74

    Metodo 74

Patata Samosa 76

    ingredienti 76

    Metodo 77

Hot Kachori 78

    ingredienti 78

    Metodo 78

Khandvi 80

    ingredienti 80

    Metodo 81

Piazze Makkai 82

    ingredienti 82

    Metodo 83

Dhal Pakwan 84

    ingredienti 84

    Per il pakwan: 84

    Metodo 85

Spicy Sev 86

    ingredienti 86

    Metodo 86

Crescents Vegetariani Ripieni 87

    ingredienti 87

    Per il ripieno: 87

- Metodo 88
- Kachori Usal 89
  - ingredienti 89
  - Per il ripieno: 89
  - Per la salsa: 90
  - Metodo 90
- Dhal Dhokli 92
  - ingredienti 92
  - Per il dhal: 92
  - Metodo 93
- Misal 94
  - ingredienti 94
  - Per la miscela di spezie: 95
  - Metodo 96
- Pandori 97
  - ingredienti 97
  - Metodo 97
- Adai vegetale 98
  - ingredienti 98
  - Metodo 99
- Pannocchia piccante 100
  - ingredienti 100
  - Metodo 100
- Braciola Di Verdure Miste 101
  - ingredienti 101
  - Metodo 102
- Idli Upma 103

ingredienti	103
Metodo	104
Dhal Bhajiya	105
ingredienti	105
Metodo	105
Masala Papad	106
ingredienti	106
Metodo	106
Panino Di Verdure	107
ingredienti	107
Metodo	107
Involtini di fagioli verdi germogliati	108
ingredienti	108
Metodo	109
Chutney Sandwich	110
ingredienti	110
Metodo	110
Chatpata Gobhi	111
ingredienti	111
Metodo	111
Sabudana Vada	112
ingredienti	112
Metodo	112
Pane Upma	113
ingredienti	113
Metodo	114
Khaja piccante	115

- ingredienti 115
  - Metodo 116
- Patate Croccanti 117
  - ingredienti 117
  - Metodo 118
- Dhal Vada 119
  - ingredienti 119
  - Metodo 120
- Frittelle Piccanti Di Banane 121
  - ingredienti 121
  - Metodo 121
- Masala Dosa 122
  - ingredienti 122
  - Metodo 122
- Kebab di soia 124
  - ingredienti 124
  - Metodo 125
- Semolino Idli 126
  - ingredienti 126
  - Metodo 127
- Cotoletta Di Patate E Uova 128
  - ingredienti 128
  - Metodo 128
- Chivda 129
  - ingredienti 129
  - Metodo 130
- Pane Bhajjia 131

ingredienti 131

Metodo 131

Egg Masala 132

ingredienti 132

Metodo 133

Pakoda di gamberi 134

ingredienti 134

Metodo 134

Croccantini al formaggio 136

ingredienti 136

Metodo 137

Mysore Bonda 138

ingredienti 138

Metodo 138

Radhaballabhi 139

ingredienti 139

Metodo 139

Medu Vada 141

ingredienti 141

Metodo 141

Frittata Di Pomodoro 143

ingredienti 143

Metodo 144

Egg Bhurji 145

ingredienti 145

Metodo 146

Cotoletta all'uovo 147

- ingredienti 147
  - Metodo 148
- Jhal Mudi 149
  - ingredienti 149
  - Metodo 149
- Tofu Tikka 150
  - ingredienti 150
  - Per la marinata: 150
  - Metodo 151
- Aloo Kabli 152
  - ingredienti 152
  - Metodo 152
- Omelette Masala 153
  - ingredienti 153
  - Metodo 154
- Arachidi Masala 155
  - ingredienti 155
  - Metodo 155
- Kothmir Wadi 156
  - ingredienti 156
  - Metodo 157
- Involtini di riso e mais 158
  - ingredienti 158
  - Metodo 158
- Cotoletta Dahi 159
  - ingredienti 159
  - Metodo 160

Uthappam 161
    ingredienti 161
    Metodo 161
Koraishutir Kochuri 162
    ingredienti 162
    Metodo 162
Kanda Vada 164
    ingredienti 164
    Metodo 164
Aloo Tuk 165
    ingredienti 165
    Metodo 166
Cotoletta Di Cocco 167
    ingredienti 167
    Metodo 167
Mung Sprout Dhokla 169
    ingredienti 169
    Metodo 169
Paneer Pakoda 170
    ingredienti 170
    Metodo 171
Pagnotta Di Carne Indiana 172
    ingredienti 172
    Metodo 173
Paneer Tikka 174
    ingredienti 174
    Per la marinata: 174

- Metodo 175
- Cotoletta di Paneer 176
  - ingredienti 176
  - Metodo 177
- Dhal ke Kebab 178
  - ingredienti 178
  - Metodo 178
- Polpette Di Riso Salate 179
  - ingredienti 179
  - Metodo 179
- Roti nutriente Roll 180
  - ingredienti 180
  - Per i roti: 180
  - Metodo 181
- Kebab Di Pollo Alla Menta 182
  - ingredienti 182
  - Metodo 183
- Patatine Masala 184
  - ingredienti 184
  - Metodo 184
- Samosa di verdure miste 185
  - ingredienti 185
  - Per la pasticceria: 185
  - Metodo 186
- Mince Rolls 187
  - ingredienti 187
  - Metodo 187

- Golli Kebab 188
  - ingredienti 188
  - Metodo 189
- Mathis 190
  - ingredienti 190
  - Metodo 190
- Poha Pakoda 191
  - ingredienti 191
  - Metodo 192
- Hariyali Murgh Tikka 193
  - ingredienti 193
  - Per la marinata: 193
  - Metodo 194
- Boti Kebab 195
  - ingredienti 195
  - Metodo 196
- Chaat 197
  - ingredienti 197
  - Metodo 198
- Coconut Dosa 199
  - ingredienti 199
  - Metodo 199
- Tortini Di Frutta Secca 200
  - ingredienti 200
  - Metodo 200
- Riso Cotto Dosa 202
  - ingredienti 202

- Metodo ... 203
- Polpette di banana acerba ... 204
  - ingredienti ... 204
  - Metodo ... 205
- Sooji Vada ... 206
  - ingredienti ... 206
  - Metodo ... 206
- Morsi salati in agrodolce ... 207
  - ingredienti ... 207
  - Per le muthie: ... 207
  - Metodo ... 208
- Tortini Di Gamberi ... 209
  - ingredienti ... 209
  - Metodo ... 210
- Reshmi Kebab ... 211
  - ingredienti ... 211
  - Metodo ... 211
- Delizia di grano spezzato ... 212
  - ingredienti ... 212
  - Metodo ... 213
- Methi Dhokla ... 214
  - ingredienti ... 214
  - Metodo ... 214
- Tortini Di Piselli ... 215
  - ingredienti ... 215
  - Metodo ... 216
- Nimki ... 217

    ingredienti 217

    Metodo 217

Dahi Pakoda Chaat 218

    ingredienti 218

    Metodo 218

Aglio Raita

Per 4 persone

ingredienti

2 peperoncini verdi

5 spicchi d'aglio

450 g di yogurt, sbattuto

Sale qb

Metodo

- Cuocere a secco i peperoncini finché non diventano marrone chiaro. Macinatele con l'aglio.
- Mescolare con gli altri ingredienti. Servire freddo.

Raita di verdure miste

Per 4 persone

ingredienti

1 patata grande, tagliata a dadini e bollita

25 g / 1 oncia di fagiolini francesi, tagliati a dadini e lessati

25 g / 1 oncia di carote, tagliate a cubetti fini e bollite

50 g di piselli bolliti

450 g di yogurt

½ cucchiaino di pepe nero macinato

1 cucchiaio di foglie di coriandolo tritate finemente

Sale qb

Metodo

- Mescola bene tutti gli ingredienti in una ciotola. Servire freddo.

Boondi Raita

Per 4 persone

ingredienti

115 g di boondi salati*

450 g di yogurt

½ cucchiaino di zucchero

½ cucchiaino di chaat masala*

Metodo

- Mescola bene tutti gli ingredienti in una ciotola. Servire freddo.

Cavolfiore Raita

Per 4 persone

ingredienti

250 g di cavolfiore, tagliato a piccoli fiori o grattugiato

Sale qb

½ cucchiaino di pepe nero macinato

½ cucchiaino di peperoncino in polvere

½ cucchiaino di senape macinata

450 g di yogurt

1 cucchiaino di burro chiarificato

½ cucchiaino di semi di senape

Chaat Masala* assaggiare

Metodo

- Mescolare il cavolfiore con la miscela di sale e vapore.
- In una ciotola sbatti il pepe, il peperoncino in polvere, la senape, il sale e lo yogurt.
- Aggiungere la miscela di cavolfiore alla miscela di yogurt e mettere da parte.
- Riscalda il burro chiarificato in una piccola casseruola. Quando inizia a fumare, aggiungi i semi di senape. Lasciali scoppiettare per 15 secondi.
- Aggiungere questo con il chaat masala alla miscela di yogurt. Servire freddo.

Cavolo Raita

Per 4 persone

ingredienti

100 g di cavolo cappuccio, grattugiato

Sale qb

1 cucchiaio di foglie di coriandolo tritate finemente

2 cucchiaini di cocco grattugiato

450 g di yogurt

1 cucchiaino di olio

½ cucchiaino di semi di senape

3-4 foglie di curry

Metodo

- Cuoci il cavolo cappuccio con sale. Lascia che si raffreddi.
- Aggiungere le foglie di coriandolo, il cocco e lo yogurt. Mescolare bene. Mettere da parte.
- Scaldare l'olio in una piccola casseruola. Aggiungere i semi di senape e le foglie di curry. Lasciali scoppiettare per 15 secondi.
- Versalo nella miscela di yogurt. Servire freddo.

Barbabietola Raita

Per 4 persone

ingredienti

1 barbabietola grande, bollita e grattugiata

450 g di yogurt

½ cucchiaino di zucchero

Sale qb

1 cucchiaino di burro chiarificato

½ cucchiaino di semi di cumino

1 peperoncino verde, tagliato nel senso della lunghezza

1 cucchiaio di foglie di coriandolo tritate finemente

Metodo

- Mescolare la barbabietola, lo yogurt, lo zucchero e il sale in una ciotola.
- Riscalda il burro chiarificato in una casseruola. Aggiungere i semi di cumino e il peperoncino verde. Lasciali scoppiettare per 15 secondi. Aggiungilo alla miscela di barbabietola e yogurt.
- Trasferire in una ciotola da portata e guarnire con le foglie di coriandolo.
- Servire freddo.

Legumi germogliati Raita

Per 4 persone

ingredienti

75 g di germogli di soia

75 g di kaala chana germogliato*

75 g di ceci germogliati

1 cetriolo, tritato finemente

10 g di foglie di coriandolo tritate finemente

2 cucchiaini di chaat masala*

½ cucchiaino di zucchero

450 g di yogurt

Metodo

- Cuocere a vapore i germogli di soia per 5 minuti. Mettere da parte.
- Fai bollire il kaala chana ei ceci insieme ad un po 'd'acqua a fuoco medio in una casseruola per 30 minuti. Mettere da parte.
- Mescolare i germogli di soia con tutti gli ingredienti rimanenti. Mescolare bene. Scolare e aggiungere il kaala chana e i ceci.
- Servire freddo.

Pasta Pudina Raita

Per 4 persone

ingredienti

200 g di pasta, bollita

1 cetriolo grande, tritato finemente

450 g di yogurt, sbattuto

2 cucchiaini di senape pronta

50 g di foglie di menta tritate finemente

Sale qb

Metodo

- Mescola tutti gli ingredienti insieme. Servire freddo.

Mint Raita

Per 4 persone

ingredienti

50 g di foglie di menta

25 g / 1 oncia di foglie di coriandolo scarse

1 peperoncino verde

2 spicchi d'aglio

450 g di yogurt

1 cucchiaino di chaat masala*

1 cucchiaino di zucchero semolato

Sale qb

Metodo

- Macina insieme le foglie di menta, le foglie di coriandolo, il peperoncino verde e l'aglio.
- Mescolare con gli altri ingredienti in una ciotola.
- Servire freddo.

Melanzane Raita

Per 4 persone

ingredienti

1 melanzana grande

450 g di yogurt

1 cipolla grande, grattugiata finemente

2 peperoncini verdi, tritati finemente

10 g di foglie di coriandolo tritate finemente

Sale qb

Metodo

- Forare le melanzane dappertutto con una forchetta. Cuocere in forno a 180ºC (350ºF, Gas Mark 4) girandola di tanto in tanto, fino a quando la pelle è carbonizzata.
- Mettete a bagno le melanzane in una ciotola d'acqua per farle raffreddare. Scolare l'acqua e staccare la buccia delle melanzane.
- Schiaccia le melanzane fino a renderle omogenee. Mescolare con tutti gli altri ingredienti.
- Servire freddo.

Zafferano Raita

Per 4 persone

ingredienti

350 g di yogurt

1 cucchiaino di zafferano, ammollato in 2 cucchiai di latte per 30 minuti

25 g / 1 oncia di uvetta sultanina, messa a bagno in acqua per 2 ore

75 g di mandorle e pistacchi tostati, tritati finemente

1 cucchiaio di zucchero semolato

Metodo

- In una ciotola sbattete lo yogurt con lo zafferano.
- Aggiungi tutti gli altri ingredienti. Mescolare bene.
- Servire freddo.

Yam Raita

Per 4 persone

ingredienti

250 g di patate dolci*

Sale qb

¼ di cucchiaino di peperoncino in polvere

¼ di cucchiaino di pepe nero macinato

350 g di yogurt

1 cucchiaino di burro chiarificato

½ cucchiaino di semi di cumino

2 peperoncini verdi, tagliati nel senso della lunghezza

1 cucchiaio di foglie di coriandolo tritate finemente

Metodo

- Pelare e grattugiare le patate dolci. Aggiungere un po 'di sale e cuocere a vapore la miscela fino a renderla morbida. Mettere da parte.
- In una ciotola mescolate il sale, il peperoncino in polvere e il pepe macinato con lo yogurt.
- Aggiungere l'igname alla miscela di yogurt. Mettere da parte.
- Riscalda il burro chiarificato in una piccola casseruola. Aggiungere i semi di cumino e i peperoncini verdi. Lasciali scoppiettare per 15 secondi.
- Aggiungilo alla miscela di yogurt. Mescolare delicatamente.
- Guarnire con le foglie di coriandolo. Servire freddo.

Okra Raita

Per 4 persone

ingredienti

250 g di gombo, tritato finemente

Sale qb

½ cucchiaino di peperoncino in polvere

½ cucchiaino di curcuma

Olio vegetale raffinato per friggere

350 g di yogurt

1 cucchiaino di chaat masala*

Metodo

- Strofina i pezzi di gombo con il sale, il peperoncino in polvere e la curcuma.
- Scalda l'olio in una casseruola. Friggere l'okra a fuoco medio per 3-4 minuti. Scolare su carta assorbente. Mettere da parte.
- In una ciotola, sbatti lo yogurt con il chaat masala e il sale.
- Aggiungere l'okra fritto alla miscela di yogurt.
- Servire freddo oa temperatura ambiente.

Tortino di spinaci croccanti

Per 12

ingredienti

1 cucchiaio di olio vegetale raffinato più una quantità extra per friggere

1 cipolla grande, tritata finemente

50 g di spinaci, lessati e tritati finemente

1 cucchiaino di pasta all'aglio

1 cucchiaino di pasta di zenzero

Sale qb

Paneer 300g / 10oz*, tritato

2 uova sbattute

2 cucchiai di farina bianca naturale

Pepe qb

Sale qb

50 g di pangrattato

Metodo

- Scaldare l'olio in una padella antiaderente. Friggere la cipolla a fuoco medio fino a renderla traslucida.
- Aggiungere gli spinaci, la pasta di aglio, la pasta di zenzero e il sale. Cuocere per 2-3 minuti.

- Togli dal fuoco e aggiungi il paneer. Mescolare bene e dividere in polpette quadrate. Coprire con un foglio e conservare in frigorifero per 30 minuti.
- Mescolare le uova, la farina, il pepe e il sale fino a formare una pastella omogenea.
- Riscaldare l'olio rimanente in una padella antiaderente. Immergere ogni tortino di paneer nella pastella, rotolare nel pangrattato e friggere fino a doratura.
- Servire caldo con chutney all'aglio secco

Rava Dosa

(Crêpe di Semolino)

Fa 10-12

ingredienti

100 g di semolino

85 g di farina bianca normale

Un pizzico di bicarbonato di sodio

250 g di yogurt

240ml / 8fl oz di acqua

Sale qb

Olio vegetale raffinato per ungere

Metodo

- Frulla tutti gli ingredienti, tranne l'olio, per formare una pastella della consistenza di un composto per frittelle. Metti da parte per 20-30 minuti.
- Ungete e scaldate una padella piatta. Versa 2 cucchiai di pastella. Stendere sollevando la teglia e ruotandola delicatamente.
- Versa un po 'd'olio sui bordi.

- Cuocere per 3 minuti. Capovolgere e cuocere finché non è croccante.
- Ripeti per la pastella rimanente.
- Servire caldo con chutney di cocco

Cotoletta Doodhi

(Cotoletta di zucca bottiglia)

Per 20

ingredienti

1 cucchiaio di olio vegetale raffinato più un extra per friggere

1 cipolla grande, tritata

4 peperoncini verdi, tritati finemente

Zenzero di radice di 2,5 cm, grattugiato

1 zucca grande bottiglia*, pelate e grattugiate

Sale qb

2 uova sbattute

100 g di pangrattato

Per la salsa bianca:

2 cucchiai di margarina / burro

4 cucchiai di farina

Sale qb

Pepe qb

1 cucchiaio di panna

Metodo

- Per la salsa bianca, scaldare la margarina / burro in una casseruola. Aggiungere tutti i restanti ingredienti per la salsa bianca e mescolare a fuoco medio fino a ottenere una consistenza densa e cremosa. Mettere da parte.
- Scaldare l'olio in una padella antiaderente. Soffriggere la cipolla, i peperoncini verdi e lo zenzero a fuoco medio per 2-3 minuti.
- Aggiungere la zucca e il sale. Mescolare bene. Coprite con un coperchio e cuocete per 15-20 minuti a fuoco medio.
- Scopri e schiaccia bene la zucca della bottiglia. Aggiungere la besciamella e metà delle uova sbattute. Mettere da parte per 20 minuti per indurire e impostare.
- Tritare il composto in cotolette.
- Scalda l'olio in una casseruola. Immergere ogni cotoletta nell'uovo sbattuto rimanente, rotolare nel pangrattato e friggere fino a doratura.
- Servire caldo con chutney di pomodori dolci

Patra

(Colocasia foglia girandola)

Per 20

ingredienti

10 foglie di colocasia*

2 cucchiai di olio vegetale raffinato

½ cucchiaino di semi di senape

1 cucchiaino di semi di sesamo

1 cucchiaino di semi di cumino

8 foglie di curry

2 cucchiai di foglie di coriandolo tritate finemente

Per la pastella:

250 g / 9 once di besan*

4 cucchiai di jaggery*, grattugiato

1 cucchiaino di pasta di tamarindo

½ cucchiaino di pasta di zenzero

½ cucchiaino di pasta all'aglio

1 cucchiaino di peperoncino in polvere

½ cucchiaino di curcuma

Sale qb

Metodo

- Mescolare tutti gli ingredienti della pastella per formare una pastella densa.
- Stendere uno strato di pastella su ogni foglia di colocasia per coprirla completamente.
- Metti 5 foglie ricoperte una sopra l'altra.
- Piega le foglie di 2,5 cm da ogni angolo per formare un quadrato. Arrotola questo quadrato in un cilindro.
- Ripeti per le altre 5 foglie.
- Cuocere a vapore i rotoli per circa 20-25 minuti. Mettere da parte a raffreddare.
- Taglia ogni rotolo a forma di girandola. Mettere da parte.
- Scalda l'olio in una casseruola. Aggiungere la senape, i semi di sesamo, i semi di cumino e le foglie di curry. Lasciali scoppiettare per 15 secondi.
- Versalo sulle girandole.
- Guarnire con le foglie di coriandolo. Servire caldo.

Kebab Di Pollo Nargisi

(Kebab di pollo e formaggio)

Per 20-25

ingredienti

500 g di pollo, tritato

150 g di formaggio cheddar grattugiato

2 cipolle grandi, tritate finemente

1 cucchiaino di pasta di zenzero

1 cucchiaino di pasta all'aglio

1 cucchiaino di cardamomo macinato

2 cucchiaini di garam masala

1 cucchiaino di coriandolo macinato

½ cucchiaino di curcuma

½ cucchiaino di peperoncino in polvere

Sale qb

15-20 uvetta

Olio vegetale raffinato per friggere

Metodo

- Impastare tutti gli ingredienti, tranne l'uvetta e l'olio, fino a ottenere un impasto.
- Prepara dei piccoli gnocchi. Mettere un'uvetta al centro di ogni gnocco.
- Scaldare l'olio in una padella antiaderente. Friggere gli gnocchi a fuoco medio fino a dorarli. Servire caldo con chutney di menta

Sev Puris con Topping Salato

Per 4 persone

ingredienti

24 sev puris*

2 patate, tagliate a cubetti e lessate

1 cipolla grande, tritata finemente

¼ di mango verde acerbo piccolo, tritato finemente

Chutney caldo e acido da 120 ml

4 cucchiai di chutney di menta

1 cucchiaino di chaat masala*

Succo di 1 limone

Sale qb

150g / 5½ oz sev*

2 cucchiai di foglie di coriandolo tritate

Metodo

- Disporre i puris su un piatto da portata.
- Mettere piccole porzioni di patate, cipolla e mango su ogni puri.
- Cospargere il chutney caldo e acido e il chutney di menta sopra ogni puri.
- Cospargere il chaat masala, il succo di limone e il sale sopra.
- Guarnire con il sev e le foglie di coriandolo. Servite subito.

Rotolo speciale

Per 4

ingredienti

1 cucchiaino di lievito

Un pizzico di zucchero

240ml / 8fl oz di acqua calda

350 g di farina bianca normale

½ cucchiaino di lievito in polvere

2 cucchiai di burro

1 cipolla grande, tritata finemente

2 pomodori, tritati finemente

30 g di foglie di menta tritate finemente

200 g di spinaci, bolliti

Paneer 300g / 10oz*, a dadini

Sale qb

Pepe nero macinato qb

125 g di passata di pomodoro

1 uovo, sbattuto

Metodo

- Sciogliere il lievito e lo zucchero nell'acqua.
- Setacciare insieme la farina e il lievito. Mescolare con il lievito e impastare fino a ottenere un impasto.
- Con il mattarello stendete la pasta in 2 chapati. Mettere da parte.
- Scalda metà del burro in una casseruola. Aggiungere la cipolla, i pomodori, le foglie di menta, gli spinaci, il paneer, il sale e il pepe nero. Rosolare a fuoco medio per 3 minuti.
- Distribuiscilo su 1 chapatti. Versare sopra la passata di pomodoro e coprire con gli altri chapatti. Sigilla le estremità.
- Spennellate i chapati con l'uovo e il burro rimanente.
- Cuocere in forno a 150ºC (300ºF, Gas Mark 2) per 10 minuti. Servire caldo.

Colocasia fritta

Per 4 persone

ingredienti

500 g di colocasia*

2 cucchiai di coriandolo macinato

1 cucchiaio di cumino macinato

1 cucchiaio di amchoor*

2 cucchiaini di Besan*

Sale qb

Olio vegetale raffinato per friggere

Chaat Masala*, assaggiare

1 cucchiaio di foglie di coriandolo tritate

½ cucchiaino di succo di limone

Metodo

- Lessare la colocasia in una casseruola per 15 minuti a fuoco lento. Raffreddare, sbucciare, tagliare nel senso della lunghezza e appiattire. Mettere da parte.
- Mescolare il coriandolo macinato, il cumino macinato, l'amchoor, il besan e il sale. Arrotolare i pezzi di colocasia in questa miscela. Mettere da parte.
- Scalda l'olio in una casseruola. Friggere la colocasia fino a renderla croccante, quindi scolarla.
- Cospargere con gli ingredienti rimanenti. Servire caldo.

Dhal Dosa misto

(Crêpe Mista Di Lenticchie)

Rende 8-10

ingredienti

250 g di riso, ammollato per 5-6 ore

100 g / 3½ once di mung dhal*, ammollo per 5-6 ore

100 g di chana dhal*, ammollo per 5-6 ore

100 g / 3½ oz di urad dhal*, ammollo per 5-6 ore

2 cucchiai di yogurt

½ cucchiaino di bicarbonato di sodio

2 cucchiai di olio vegetale raffinato più un extra per friggere

Sale qb

Metodo

- Macinare a umido il riso e i dhal separatamente. Mischiare insieme. Aggiungere lo yogurt, il bicarbonato di sodio, l'olio e il sale. Sbatti fino a ottenere un composto soffice e leggero. Mettere da parte per 3-4 ore.
- Ungete e scaldate una padella piatta. Versare sopra 2 cucchiai di pastella e spalmare come una crêpe. Versa un po 'd'olio sui bordi. Cuocere per 2 minuti. Servire caldo.

Torte Makkai

(Torte di mais)

Per 12-15

ingredienti

4 pannocchie di mais fresche

2 cucchiai di burro

750ml / 1¼ pinte di latte

½ cucchiaino di peperoncino in polvere

Sale qb

Pepe nero macinato qb

25 g / 1 oncia di foglie di coriandolo scarse, tritate

50 g di pangrattato

Metodo

- Rimuovere i chicchi dalle pannocchie di mais e macinarli grossolanamente.
- Riscaldare il burro in una casseruola e friggere il mais macinato per 2-3 minuti a fuoco medio. Aggiungere il latte e cuocere a fuoco lento finché non si asciuga.
- Aggiungere il peperoncino in polvere, il sale, il pepe nero e le foglie di coriandolo.
- Aggiungere il pangrattato e mescolare bene. Dividete il composto in piccole polpette.
- Riscaldare il burro in una padella antiaderente. Friggere le polpette fino a doratura. Servire caldo con ketchup.

Hara Bhara Kebab

(Spiedino di verdure verdi)

Per 4 persone

ingredienti

300 g / 10 once di chana dhal*, ammollo durante la notte

2 baccelli di cardamomo verde

2,5 cm di cannella

Sale qb

60 ml di acqua

200 g di spinaci, al vapore e macinati

½ cucchiaino di garam masala

¼ di cucchiaino di macis, grattugiato

Olio vegetale raffinato per friggere poco profonda

Metodo

- Scola il dhal. Aggiungere il cardamomo, i chiodi di garofano, la cannella, il sale e l'acqua. Cuocere in una casseruola a fuoco medio fino a renderle morbide. Macina fino a ottenere una pasta.
- Aggiungere tutti i restanti ingredienti, tranne l'olio. Mescolare bene. Dividi il composto in palline delle

dimensioni di un limone e appiattisci ciascuna in piccole polpette.
- Scaldare l'olio in una padella antiaderente. Friggere le polpette a fuoco medio fino a dorarle. Servire caldo con chutney di menta

Pesce Pakoda

(Pesce Fritto In Pastella)

Per 12

ingredienti

300 g di pesce disossato, tagliato a pezzi da 2,5 cm

Sale qb

2 cucchiaini di succo di limone

3 cucchiai d'acqua

250 g / 9 once di besan*

1 cucchiaino di pasta all'aglio

2 peperoncini verdi, tritati finemente

1 cucchiaino di garam masala

½ cucchiaino di curcuma

Olio vegetale raffinato per friggere

Metodo

- Marinare il pesce con il sale e il succo di limone per 20 minuti.
- Mescolare i restanti ingredienti, tranne l'olio, per ottenere una pastella densa.
- Scalda l'olio in una casseruola. Immergi ogni pezzo di pesce nella pastella e friggi fino a doratura. Scolare su carta assorbente. Servire caldo.

Shammi Kebab

(Mince and Bengal Gram Kebab)

Per 35

ingredienti

750g / 1lb 10oz di pollo, tritato

600 g / 1 libbra 5 once di chana dhal*

3 cipolle grandi, tritate

1 cucchiaino di pasta di zenzero

1 cucchiaino di pasta all'aglio

2,5 cm di cannella

4 chiodi di garofano

2 baccelli di cardamomo nero

7 grani di pepe

1 cucchiaino di cumino macinato

Sale qb

450ml / 15fl oz di acqua

2 uova sbattute

Olio vegetale raffinato per friggere

Metodo

- Mescolare insieme tutti gli ingredienti, tranne le uova e l'olio. Fate bollire in una casseruola fino a quando tutta l'acqua evapora. Macina fino a ottenere una pasta densa.
- Aggiungi le uova alla pasta. Mescolare bene. Dividi il composto in 35 polpette.
- Scaldare l'olio in una padella antiaderente. Friggere le polpette a fuoco lento fino a doratura.
- Servire caldo con chutney di menta

Dhokla di base

(Torta al vapore base)

Fa 18-20

ingredienti

250 g di riso

450 g / 1 libbra di chana dhal*

60 g di yogurt

¼ di cucchiaino di bicarbonato di sodio

6 peperoncini verdi, tritati

1 cm di radice di zenzero, grattugiato

¼ di cucchiaino di coriandolo macinato

¼ di cucchiaino di cumino macinato

½ cucchiaino di curcuma

Sale qb

½ cocco grattugiato

150 g di foglie di coriandolo tritate finemente

1 cucchiaio di olio vegetale raffinato

½ cucchiaino di semi di senape

Metodo

- Mettere a bagno il riso e il dhal insieme per 6 ore. Macina grossolanamente.
- Aggiungere lo yogurt e il bicarbonato di sodio. Mescolare bene. Lasciate fermentare la pasta per 6-8 ore.
- Aggiungere i peperoncini verdi, lo zenzero, il coriandolo macinato, il cumino macinato, la curcuma e il sale alla pastella. Mescola bene.
- Versare in una tortiera rotonda da 20 cm. Cuoci a vapore la pastella per 10 minuti.
- Lascia raffreddare e taglia a pezzi quadrati. Cospargere con il cocco grattugiato e le foglie di coriandolo. Mettere da parte.
- Scalda l'olio in una casseruola. Aggiungi i semi di senape. Lasciali scoppiettare per 15 secondi.
- Versalo sui dhokla. Servire caldo.

Adai

(Crêpe di riso e lenticchie)

Per 12

ingredienti

125 g di riso

75 g / 2½ oz di urad dhal*

75 g di chana dhal*

75 g di masoor dhal*

75 g / 2½ oz di mung dhal*

6 peperoncini rossi

Sale qb

240ml / 8fl oz di acqua

Olio vegetale raffinato per ungere

Metodo

- Immergere il riso con tutti i dhal durante la notte.
- Scolare il composto e aggiungere i peperoncini rossi, il sale e l'acqua. Macina fino a che liscio.
- Ungete e scaldate una padella piatta. Distribuire 3 cucchiai di pastella su di essa. Coprite e cuocete a fuoco medio per 2-3 minuti. Capovolgi e cuoci l'altro lato.
- Rimuovere con cura con una spatola. Ripeti per il resto della pastella. Servire caldo.

Double Decker Dhokla

(Torta Double Decker Al Vapore)

Per 20

ingredienti

500g / 1lb 2oz di riso

300 g di fagioli urad*

75 g / 2½ oz di urad dhal*

75 g di chana dhal*

75 g di masoor dhal*

2 peperoncini verdi

Yogurt da 500 g / 1 lb 2 once

1 cucchiaino di peperoncino in polvere

½ cucchiaino di curcuma

Sale qb

Chutney di menta da 115 g

Metodo

- Mescolare il riso e i fagioli urad. Immergere durante la notte.
- Mescola tutti i dhal. Immergere durante la notte.
- Scolare e macinare separatamente il composto di riso e il composto di dhal. Mettere da parte.
- Mescolare i peperoncini verdi, lo yogurt, il peperoncino in polvere, la curcuma e il sale. Aggiungere metà di questa miscela alla miscela di riso e aggiungere la restante alla miscela dhal. Lasciar fermentare per 6 ore.
- Ungere una tortiera rotonda da 20 cm. Versaci il composto di riso. Cospargere la mostarda di menta sulla miscela di riso. Versare sopra la miscela di dhal.
- Cuocere a vapore per 7-8 minuti. Tritate e servite ben calde.

Ulundu Vada

(Snack fritto a forma di ciambella)

Per 12

ingredienti

600 g / 1 libbra 5 once di urad dhal*, ammollate per una notte e scolate

4 peperoncini verdi, tritati finemente

Sale qb

3 cucchiai d'acqua

Olio vegetale raffinato per friggere

Metodo

- Macina il dhal con i peperoncini verdi, il sale e l'acqua.
- Forma il composto in ciambelle.
- Scalda l'olio in una casseruola. Aggiungere i vadas e friggere a fuoco medio fino a dorarli.
- Scolare su carta assorbente. Servire caldo con chutney di cocco

Bhakar Wadi

(Girandola di farina di grammo piccante)

Per 4 persone

ingredienti

500g / 1lb 2oz besan*

175 g di farina integrale

Sale qb

Pizzico di assafetida

120ml / 4fl oz olio vegetale raffinato caldo più extra per friggere in profondità

100 g di cocco essiccato

1 cucchiaino di semi di sesamo

1 cucchiaino di semi di papavero

Un pizzico di zucchero

1 cucchiaino di peperoncino in polvere

25 g di foglie di coriandolo scarse, tritate finemente

1 cucchiaio di pasta di tamarindo

Metodo

- Impastare il besan, la farina, il sale, l'assafetida, l'olio caldo e acqua a sufficienza fino a ottenere un impasto compatto. Mettere da parte.
- Tostare a secco il cocco, i semi di sesamo e i semi di papavero per 3-5 minuti. Macina in polvere.
- Aggiungere lo zucchero, il sale, il peperoncino in polvere, le foglie di coriandolo e la pasta di tamarindo alla polvere e mescolare bene per preparare il ripieno. Mettere da parte.
- Dividi l'impasto in palline delle dimensioni di un limone. Arrotolare ciascuno in un disco sottile.
- Distribuire il ripieno su ogni disco in modo che il ripieno ricopra l'intero disco. Arrotolare ciascuno in un cilindro stretto. Sigilla i bordi con un po 'd'acqua.
- Affetta i cilindri per ottenere forme simili a una girandola.
- Scalda l'olio in una casseruola. Aggiungere gli involtini girandola e friggere a fuoco medio fino a renderli croccanti.
- Scolare su carta assorbente. Conservare in un contenitore ermetico una volta raffreddato.

NOTA: possono essere conservati per due settimane.

Mangalorean Chaat

Per 4 persone

ingredienti

75 g di chana dhal*

240ml / 8fl oz di acqua

Sale qb

Un pizzico abbondante di bicarbonato di sodio

2 patate grandi, tritate finemente e bollite

350 g di yogurt fresco

2 cucchiai di zucchero semolato

4 cucchiai di olio vegetale raffinato

1 cucchiaio di foglie di fieno greco essiccate

1 cucchiaino di pasta di zenzero

1 cucchiaino di pasta all'aglio

2 peperoncini verdi

1 cucchiaino di cumino macinato, tostato a secco

1 cucchiaino di garam masala

1 cucchiaio di amchoor*

1 cucchiaino di curcuma

½ cucchiaino di peperoncino in polvere

150 g di ceci in scatola

1 cipolla grande, tritata finemente

2 cucchiai di foglie di coriandolo tritate finemente

Metodo

- Cuocere il dhal con l'acqua, il sale e il bicarbonato di sodio in una casseruola a fuoco medio per 30 minuti. Aggiungi più acqua se il dhal si sente troppo asciutto. Mescolare le patate con il composto dhal e mettere da parte.
- Montare lo yogurt con lo zucchero. Mettere in freezer a raffreddare.
- Scalda l'olio in una casseruola. Aggiungere le foglie di fieno greco e soffriggere a fuoco medio per 3-4 minuti.
- Aggiungere la pasta di zenzero, la pasta di aglio, i peperoncini verdi, il cumino macinato, il garam masala, l'amor, la curcuma e il peperoncino in polvere. Friggere per 2-3 minuti, mescolando continuamente.
- Aggiungi i ceci. Fate rosolare per 5 minuti, mescolando continuamente. Aggiungere la miscela di dhal e mescolare bene.
- Togliete dal fuoco e distribuite il composto su un piatto da portata.
- Versare sopra lo yogurt dolce.
- Cospargere con la cipolla e le foglie di coriandolo. Servite subito.

Pani Puri

Per 30

ingredienti
Per i puri:

175 g di farina bianca normale

100 g di semolino

Sale qb

Olio vegetale raffinato per friggere

Per il ripieno:

50 g di fagioli mung germogliati

150 g di ceci germogliati

Sale qb

2 patate grandi, bollite e schiacciate

Per il pani:

2 cucchiai di pasta di tamarindo

100 g di foglie di coriandolo tritate finemente

1 ½ cucchiaino di cumino macinato, tostato a secco

2-4 peperoncini verdi, tritati finemente

Zenzero di radice di 2,5 cm

Sale grosso qb

240ml / 8fl oz di acqua

Metodo

- Impastare tutti gli ingredienti del puri, tranne l'olio, con acqua sufficiente a formare un impasto compatto.
- Stendili in piccoli puri di 5 cm di diametro.
- Scaldare l'olio in una padella antiaderente. Friggere i puri fino a dorarli. Mettere da parte.
- Per il ripieno, sbollentare i fagioli mungo ei ceci germogliati con il sale. Mescolare con le patate. Mettere da parte.
- Per il pani, macinare insieme tutti gli ingredienti del pani, tranne l'acqua.
- Aggiungi questa miscela all'acqua. Mescolare bene e mettere da parte.
- Per servire, fare un buco in ogni puri e riempirlo con il ripieno. Versare 3 cucchiai di pani in ciascuno e servire immediatamente.

Uovo Di Spinaci Ripieni

Per 4 persone

ingredienti

200 g di spinaci

Un pizzico di bicarbonato di sodio

1 cucchiaio di olio vegetale raffinato

1 cucchiaino di semi di cumino

6 spicchi d'aglio, schiacciati

2 peperoncini verdi, macinati

Sale qb

8 uova sode, tagliate a metà nel senso della lunghezza

1 cucchiaio di burro chiarificato

1 cipolla, tritata finemente

Zenzero di radice di 2,5 cm, tritato

Metodo

- Mescolare gli spinaci con il bicarbonato di sodio. Cuocere a vapore finché sono teneri. Macina e metti da parte.
- Scalda l'olio in una casseruola. Quando inizia a fumare, aggiungere i semi di cumino, l'aglio e i peperoncini verdi. Saltare in padella per pochi secondi. Aggiungere gli spinaci al vapore e il sale.
- Coprire con un coperchio e cuocere fino a quando non si asciuga. Mettere da parte.
- Togli i tuorli dalle uova. Aggiungere i tuorli d'uovo al composto di spinaci. Mescolare bene.
- Mettere cucchiai di miscela di spinaci e uova negli albumi cavi. Mettere da parte.
- Riscaldare il burro chiarificato in una piccola padella. Friggere la cipolla e lo zenzero fino a doratura.
- Cospargilo sopra le uova. Servire caldo.

Sada Dosa

(Crêpe di Riso Salata)

Per 15

ingredienti

100 g di riso parboiled

75 g / 2½ oz di urad dhal*

½ cucchiaino di semi di fieno greco

½ cucchiaino di bicarbonato di sodio

Sale qb

125 g di yogurt, panna montata

60ml / 2fl oz olio vegetale raffinato

Metodo
- Mettere a bagno il riso e il dhal insieme ai semi di fieno greco per 7-8 ore.
- Scolare e macinare il composto fino a ottenere una pasta granulosa.
- Aggiungere il bicarbonato di sodio e il sale. Mescolare bene.
- Mettere da parte a fermentare per 8-10 ore.
- Aggiungere lo yogurt per fare la pastella. Questa pastella dovrebbe essere abbastanza densa da ricoprire

un cucchiaio. Aggiungere un po 'd'acqua se necessario. Mettere da parte.
- Ungete e scaldate una padella piatta. Spalmateci sopra un cucchiaio di pastella fino a formare una sottile crêpe. Versare 1 cucchiaino di olio sopra. Cuocere fino a quando sono croccanti. Ripeti per il resto della pastella e servi calda.

Patata Samosa

(Patata salata)

Per 20

ingredienti

175 g di farina bianca normale

Pizzico di sale

5 cucchiai di olio vegetale raffinato più una quantità extra per friggere

100ml / 3½fl oz di acqua

1 cm di radice di zenzero, grattugiato

2 peperoncini verdi, tritati finemente

2 spicchi d'aglio, tritati finemente

½ cucchiaino di coriandolo macinato

1 cipolla grande, tritata finemente

2 patate grandi, bollite e schiacciate

1 cucchiaio di foglie di coriandolo tritate finemente

1 cucchiaio di succo di limone

½ cucchiaino di curcuma

1 cucchiaino di peperoncino in polvere

½ cucchiaino di garam masala

Sale qb

Metodo

- Mescolare la farina con il sale, 2 cucchiai di olio e l'acqua. Impastare fino a ottenere un impasto flessibile. Coprite con un panno umido e mettete da parte per 15-20 minuti.
- Impastare di nuovo la pasta. Coprite con un panno umido e mettete da parte.
- Per il ripieno, scaldare 3 cucchiai di olio in una padella antiaderente. Aggiungere lo zenzero, i peperoncini verdi, l'aglio e il coriandolo macinato. Friggere per un minuto a fuoco medio, mescolando continuamente.
- Aggiungere la cipolla e soffriggere fino a doratura.
- Aggiungere le patate, le foglie di coriandolo, il succo di limone, la curcuma, il peperoncino in polvere, il garam masala e il sale. Mescola bene.
- Cuocere a fuoco lento per 4 minuti, mescolando di tanto in tanto. Mettere da parte.
- Per fare le samosa, dividere l'impasto in 10 palline. Stendere in dischi di 12 cm di diametro. Taglia ogni disco in 2 mezze lune.
- Passa un dito umido lungo il diametro di una mezzaluna. Unisci le estremità per formare un cono.
- Mettere un cucchiaio di ripieno nel cono e sigillare premendo insieme i bordi. Ripeti per tutte le mezze lune.
- Scaldare l'olio in una padella antiaderente. Friggere i samosa, cinque alla volta, a fuoco lento fino a dorarli. Scolare su carta assorbente.
- Servire caldo con chutney di menta

Hot Kachori

(Gnocco Fritto con Ripieno Di Lenticchie)

Per 15

ingredienti

250 g di farina bianca normale più 1 cucchiaio per la toppa

5 cucchiai di olio vegetale raffinato più una quantità extra per friggere

Sale qb

1,4 litri / 2½ pinte di acqua più 1 cucchiaio per la rattoppatura

300 g / 10 once di mung dhal*, ammollo per 30 minuti

½ cucchiaino di coriandolo macinato

½ cucchiaino di finocchio macinato

½ cucchiaino di semi di cumino

½ cucchiaino di semi di senape

2-3 pizzichi di assafetida

1 cucchiaino di garam masala

1 cucchiaino di peperoncino in polvere

Metodo

- Mescolare 250 g di farina con 3 cucchiai di olio, sale e 100 ml di acqua. Impastare fino a ottenere un impasto morbido e flessibile. Metti da parte per 30 minuti.
- Per fare il ripieno, cuocere il dhal con l'acqua rimasta in una casseruola a fuoco medio per 45 minuti. Scolare e mettere da parte.
- Scalda 2 cucchiai di olio in una casseruola. Quando inizia a fumare, aggiungere il coriandolo macinato, il finocchio, i semi di cumino, i semi di senape, l'assafetida, il garam masala, il peperoncino in polvere e il sale. Lasciali scoppiettare per 30 secondi.
- Aggiungi il dhal cotto. Mescolare bene e friggere per 2-3 minuti, mescolando continuamente.
- Raffreddare il composto dhal e dividerlo in 15 palline della grandezza di un limone. Mettere da parte.
- Mescola 1 cucchiaio di farina con 1 cucchiaio di acqua per fare una pasta per rappezzare. Mettere da parte.
- Dividete l'impasto in 15 palline. Stendere in dischi di 12 cm di diametro.
- Posizionare 1 pallina di ripieno al centro di un disco. Sigilla come un sacchetto.
- Appiattisci leggermente premendolo tra i palmi. Ripetere per i dischi rimanenti.
- Riscaldare l'olio in una casseruola finché non inizia a fumare. Friggere i dischi fino a doratura sul lato inferiore. Capovolgi e ripeti.
- Se un kachori si strappa mentre frigge, sigillalo con la pasta per toppe.
- Scolare su carta assorbente. Servire caldo con chutney di menta

Khandvi

(Besan Roll-Up)

Per 10-15

ingredienti

60g / 2oz di Besan*

60 g di yogurt

120 ml di acqua

1 cucchiaino di curcuma

Sale qb

5 cucchiai di olio vegetale raffinato

1 cucchiaio di cocco fresco, grattugiato

1 cucchiaio di foglie di coriandolo tritate finemente

½ cucchiaino di semi di senape

2 pizzichi di assafetida

8 foglie di curry

2 peperoncini verdi, tritati finemente

1 cucchiaino di semi di sesamo

Metodo

- Mescolare il besan, lo yogurt, l'acqua, la curcuma e il sale.
- Scaldare 4 cucchiai di olio in una padella antiaderente. Aggiungere la miscela di besan e cuocere, mescolando continuamente per assicurarsi che non si formino grumi.
- Cuocere fino a quando il composto non lascia i lati della padella. Mettere da parte.
- Ungere due teglie antiaderenti da 15 × 35 cm / 6 × 14 pollici. Versare la miscela di besan e lisciare con una spatola. Lasciar riposare per 10 minuti.
- Tagliare il composto in strisce larghe 5 cm. Arrotolate con cura ogni striscia.
- Disporre gli involtini in un piatto da portata. Cospargere il cocco grattugiato e le foglie di coriandolo sopra. Mettere da parte.
- Scalda 1 cucchiaio di olio in una piccola casseruola. Aggiungere i semi di senape, l'assafetida, le foglie di curry, i peperoncini verdi ei semi di sesamo. Lasciali scoppiettare per 15 secondi.
- Versalo immediatamente sugli involtini di besan. Servire caldo oa temperatura ambiente.

Piazze Makkai

(Quadrotti di mais)

Per 12

ingredienti

2 cucchiaini di burro chiarificato

100 g di chicchi di mais, macinati

Sale qb

125 g di piselli bolliti

3 cucchiai di olio vegetale raffinato

8 peperoncini verdi, tritati finemente

½ cucchiaino di semi di cumino

½ cucchiaino di semi di senape

½ cucchiaino di pasta all'aglio

½ cucchiaio di coriandolo macinato

½ cucchiaio di cumino macinato

175 g di farina di mais

175 g di farina integrale

150 ml di acqua

Metodo

- Riscalda il burro chiarificato in una casseruola. Quando inizia a fumare, friggi il mais per 3 minuti. Mettere da parte.
- Salate i piselli lessati. Schiaccia bene i piselli. Mettere da parte.
- Scaldare 2 cucchiai di olio in una padella antiaderente. Aggiungere i peperoncini verdi, il cumino ei semi di senape. Lasciali scoppiettare per 15 secondi.
- Aggiungere il mais fritto, la purea di piselli, la pasta d'aglio, il coriandolo macinato e il cumino macinato. Mescolare bene. Togliete dal fuoco e mettete da parte.
- Mescolare insieme le due farine. Aggiungere il sale e 1 cucchiaio di olio. Aggiungere l'acqua e impastare fino a ottenere un impasto morbido.
- Stendi 24 forme quadrate, ciascuna delle dimensioni di 10x10 cm / 4x4 pollici.
- Posizionare il composto di mais e piselli al centro di un quadrato e coprire con un altro quadrato. Premere delicatamente i bordi del quadrato per sigillare.
- Ripeti per il resto dei quadrati.
- Ungete e scaldate una padella. Arrostire i quadrati in padella fino a dorarli.
- Servire caldo con ketchup.

Dhal Pakwan

(Pane Croccante Con Lenticchie)

Per 4 persone

ingredienti

600 g / 1 libbra 5 once di chana dhal*

3 cucchiai di olio vegetale raffinato

1 cucchiaino di semi di cumino

750ml / 1¼ pinte di acqua

Sale qb

½ cucchiaino di curcuma

½ cucchiaino di amchoor*

10 g di foglie di coriandolo tritate finemente

Per il pakwan:

250 g di farina bianca normale

½ cucchiaino di semi di cumino

Sale qb

Olio vegetale raffinato per friggere

Metodo

- Immergere il chana dhal per 4 ore. Scolare e mettere da parte.
- Scalda l'olio in una casseruola. Aggiungi i semi di cumino. Lasciali scoppiettare per 15 secondi.
- Aggiungere il dhal ammollato, l'acqua, il sale e la curcuma. Fai bollire per 30 minuti.
- Trasferire in un piatto da portata. Cospargere con l'amboor e le foglie di coriandolo. Mettere da parte.
- Impastare tutti gli ingredienti del pakwan, tranne l'olio, con acqua sufficiente per ottenere un impasto compatto.
- Dividi in palline delle dimensioni di una noce. Stendere in dischi spessi, di 10 cm di diametro. Buca tutto con una forchetta.
- Scaldare l'olio in una padella antiaderente. Friggere i dischi fino a dorarli. Scolare su carta assorbente.
- Servi i pakwan con il dhal caldo.

Spicy Sev

(Fiocchi di farina di grammo piccante)

Per 4 persone

ingredienti

500g / 1lb 2oz besan*

1 cucchiaino di semi di ajowan

1 cucchiaio di olio vegetale raffinato più una quantità extra per friggere

¼ di cucchiaino di assafetida

Sale qb

200ml / 7fl oz di acqua

Metodo

- Impastare il besan con i semi di ajowan, l'olio, l'assafetida, il sale e l'acqua fino a ottenere un impasto appiccicoso.
- Mettete l'impasto in una sac à poche.
- Scalda l'olio in una casseruola. Premere l'impasto attraverso la bocchetta a forma di tagliatelle nella padella e friggere leggermente su entrambi i lati.
- Scolare bene e raffreddare prima di riporlo.

NOTA: *Questo può essere conservato per due settimane.*

Crescents Vegetariani Ripieni

Per 6

ingredienti

350 g di farina bianca normale

6 cucchiai di olio vegetale raffinato caldo più una quantità extra per friggere

Sale qb

1 pomodoro, a fette

Per il ripieno:

3 cucchiai di olio vegetale raffinato

200 g di piselli

1 carota, tagliata alla julienne

100 g di fagiolini francesi, tagliati a listarelle sottili

4 cucchiai di cocco fresco, grattugiato

3 peperoncini verdi

Zenzero di radice di 2,5 cm, tritato

4 cucchiaini di foglie di coriandolo, tritate finemente

2 cucchiaini di zucchero

2 cucchiaini di succo di limone

Sale qb

Metodo

- Per prima cosa prepara il ripieno. Scalda l'olio in una casseruola. Aggiungere i piselli, la carota e i fagiolini e friggere, mescolando continuamente, fino a renderli morbidi.
- Aggiungere tutti i restanti ingredienti per il ripieno e mescolare bene. Mettere da parte.
- Mescolare la farina con l'olio e il sale. Impastare fino a ottenere un impasto duro.
- Dividete l'impasto in 6 palline della grandezza di un limone.
- Arrotolare ciascuna pallina in un disco di 10 cm di diametro.
- Mettere il ripieno di verdure su una metà di un disco. Piega l'altra metà per coprire il ripieno e premi insieme i bordi per sigillare.
- Ripeti per tutti i dischi.
- Scalda l'olio in una casseruola. Aggiungere le mezzelune e friggere finché non saranno ben dorate.
- Disporli in un piatto da portata rotondo e guarnire con le fette di pomodoro. Servite subito.

Kachori Usal

(Pane Fritto con Ceci)

Per 4 persone

ingredienti
Per la pasticceria:

50 g di foglie di fieno greco tritate finemente

175 g di farina integrale

2 peperoncini verdi, tritati finemente

1 cucchiaino di pasta di zenzero

¼ di cucchiaino di curcuma

100ml / 3½fl oz di acqua

Sale qb

Per il ripieno:

1 cucchiaino di olio vegetale raffinato

250 g di fagioli mung, bolliti

250 g di ceci verdi, lessati

¼ di cucchiaino di curcuma

½ cucchiaino di peperoncino in polvere

1 cucchiaino di coriandolo macinato

1 cucchiaino di cumino macinato

Sale qb

Per la salsa:

2 cucchiaini di olio vegetale raffinato

2 cipolle grandi, tritate finemente

2 pomodori, tritati

1 cucchiaino di pasta all'aglio

½ cucchiaino di garam masala

¼ di cucchiaino di peperoncino in polvere

Sale qb

Metodo

- Mescolare insieme tutti gli ingredienti della pasticceria. Impastare fino a ottenere una pasta compatta. Mettere da parte.
- Per il ripieno, scaldare l'olio in una padella e rosolare tutti gli ingredienti del ripieno a fuoco medio per 5 minuti. Mettere da parte.
- Per la salsa, scaldare l'olio in una padella antiaderente. Aggiungi tutti gli ingredienti della salsa. Friggere per 5 minuti, mescolando di tanto in tanto. Mettere da parte.
- Dividete l'impasto in 8 porzioni. Stendi ogni porzione in un disco di 10 cm di diametro.
- Posizionare un po 'di ripieno al centro di un disco. Sigilla come un sacchetto e liscia per formare una palla ripiena. Ripeti per tutti i dischi.

- Cuoci le palline al vapore per 15 minuti.
- Aggiungere le palline alla salsa e mescolare per ricoprire. Cuocere a fuoco lento per 5 minuti.
- Servire caldo.

Dhal Dhokli

(Spuntino salato gujarati)

Per 4 persone

ingredienti
Per il dhokli:

175 g di farina integrale

Un pizzico di curcuma

¼ di cucchiaino di peperoncino in polvere

½ cucchiaino di semi di ajowan

1 cucchiaino di olio vegetale raffinato

100ml / 3½fl oz di acqua

Per il dhal:

2 cucchiai di olio vegetale raffinato

3-4 chiodi di garofano

5 cm di cannella

1 cucchiaino di semi di senape

300 g / 10 oz masoor dhal*, cotto e schiacciato

½ cucchiaino di curcuma

Pizzico di assafetida

1 cucchiaio di pasta di tamarindo

2 cucchiai di jaggery grattugiata*

60 g di arachidi

1 cucchiaino di coriandolo macinato

1 cucchiaino di cumino macinato

½ cucchiaino di peperoncino in polvere

Sale qb

25 g di foglie di coriandolo scarse, tritate finemente

Metodo

- Mescola tutti gli ingredienti dhokli insieme. Impastare fino a formare un impasto compatto.
- Dividete l'impasto in 5-6 palline. Stendili in dischi spessi, di 6 cm di diametro. Lasciar indurire per 10 minuti.
- Taglia i dischi dhokli in pezzi a forma di diamante. Mettere da parte.
- Per il dhal scaldare l'olio in una casseruola. Aggiungere i chiodi di garofano, la cannella e i semi di senape. Lasciali scoppiettare per 15 secondi.
- Aggiungere tutti gli altri ingredienti dhal, tranne le foglie di coriandolo. Mescolare bene. Cuocere a fuoco vivo finché il dhal non inizia a bollire.
- Aggiungi i pezzi di dhokli al dhal bollente. Continuate a cuocere a fuoco lento per 10 minuti.
- Guarnire con le foglie di coriandolo. Servire caldo.

Misal

(Spuntino di fagioli germogliati sani)

Per 4 persone

ingredienti

3-4 cucchiai di olio vegetale raffinato

½ cucchiaino di semi di senape

¼ di cucchiaino di assafetida

6 foglie di curry

1 cucchiaino di pasta di zenzero

1 cucchiaino di pasta all'aglio

25 g / 1 oncia di foglie di coriandolo scarse, macinate in un frullatore

1 cucchiaino di peperoncino in polvere

1 cucchiaino di pasta di tamarindo

2 cucchiaini di jaggery grattugiato*

Sale qb

300 g di fagioli mung germogliati, bolliti

2 patate grandi, tagliate a cubetti e bollite

500ml / 16fl oz di acqua

Bombay Mix 300g / 10oz*

1 pomodoro grande, tritato finemente

1 cipolla grande, tritata finemente

25 g di foglie di coriandolo scarse, tritate finemente

4 fette di pane

Per la miscela di spezie:
1 cucchiaino di semi di cumino

2 cucchiaini di semi di coriandolo

2 chiodi di garofano

3 grani di pepe

¼ di cucchiaino di cannella in polvere

Metodo

- Macina insieme tutti gli ingredienti della miscela di spezie. Mettere da parte.
- Scalda l'olio in una casseruola. Aggiungere i semi di senape, l'assafetida e le foglie di curry. Lasciali scoppiettare per 2-3 minuti.
- Aggiungere la pasta di zenzero, la pasta all'aglio, le foglie di coriandolo macinate, il peperoncino in polvere, la pasta di tamarindo, il sagù e il sale. Mescolare bene e cuocere per 3-4 minuti.
- Aggiungi la miscela di spezie macinate. Rosolare per 2-3 minuti.
- Aggiungere i fagioli germogliati, le patate e l'acqua. Mescolare bene e cuocere a fuoco lento per 15 minuti.
- Trasferire in una ciotola da portata e cospargere con Bombay Mix, pomodoro tritato, cipolla tritata e foglie di coriandolo sopra.
- Servire caldo con una fetta di pane a parte.

Pandori

(Mung Dhal Snack)

Per 12

ingredienti

1 peperoncino verde, tagliato a metà nel senso della lunghezza

Sale qb

1 cucchiaino di bicarbonato di sodio

¼ di cucchiaino di assafetida

250 g di dhal mung intero*, ammollo per 4 ore

2 cucchiaini di olio vegetale raffinato

2 cucchiaini di foglie di coriandolo, tritate finemente

Metodo

- Aggiungere il peperoncino verde, il sale, il bicarbonato di sodio e l'assafetida al dhal. Macina fino a ottenere una pasta.
- Ungere una tortiera rotonda da 20 cm con l'olio e versarvi la pasta dhal. Cuocere a vapore per 10 minuti.
- Metti da parte la miscela dhal al vapore per 10 minuti. Una volta freddo, taglialo a pezzi da 2,5 cm.
- Guarnire con le foglie di coriandolo. Servire caldo con chutney di cocco verde

Adai vegetale

(Crêpe di verdure, riso e lenticchie)

Per 8

ingredienti

100 g di riso parboiled

150 g di masoor dhal*

75 g / 2½ oz di urad dhal*

3-4 peperoncini rossi

¼ di cucchiaino di assafetida

Sale qb

4 cucchiai d'acqua

1 cipolla, tritata finemente

½ carota, tritata finemente

50 g di cavolo cappuccio,

4-5 foglie di curry tritate finemente

10 g di foglie di coriandolo tritate finemente

4 cucchiaini di olio vegetale raffinato

Metodo

- Mettere a bagno il riso e i dhal insieme per circa 20 minuti.
- Scolare e aggiungere i peperoncini rossi, l'assafetida, il sale e l'acqua. Macina fino a ottenere una pasta grossolana.
- Aggiungere la cipolla, la carota, il cavolo, le foglie di curry e le foglie di coriandolo. Mescolare bene per ottenere una pastella dalla consistenza simile alla pastella per pan di spagna. Aggiungere altra acqua se la consistenza non è corretta.
- Ungere una padella piatta. Versare un cucchiaio di pastella. Stendere con il dorso di un cucchiaio fino a ottenere una sottile crêpe.
- Versare mezzo cucchiaino d'olio intorno alla crêpe. Capovolgi per cuocere entrambi i lati.
- Ripeti per il resto della pastella. Servire caldo con chutney di cocco

Pannocchia piccante

Per 4 persone

ingredienti

8 pannocchie di mais

Burro salato qb

Sale qb

2 cucchiaini di chaat masala*

2 limoni, tagliati a metà

Metodo

- Arrostisci le pannocchie di mais su una griglia a carbone o su una fiamma aperta fino a dorarle.
- Strofina burro, sale, chaat masala e limoni su ogni pannocchia.
- Servite subito.

Braciola Di Verdure Miste

Per 12

ingredienti

Sale qb

¼ di cucchiaino di pepe nero macinato

4-5 patate grandi, bollite e schiacciate

2 cucchiai di olio vegetale raffinato più una quantità extra per friggere

1 cipolla piccola, tritata finemente

½ cucchiaino di garam masala

1 cucchiaino di succo di limone

100 g di verdure miste surgelate

2-3 peperoncini verdi, tritati finemente

50 g di foglie di coriandolo tritate finemente

250 g / 9 once di polvere di arrowroot

150 ml di acqua

100 g di pangrattato

Metodo

- Aggiungere il sale e il pepe nero alle patate. Mescolare bene e dividere in 12 palline. Mettere da parte.
- Per il ripieno, scaldare 2 cucchiai di olio in una padella antiaderente. Friggere la cipolla a fuoco medio fino a renderla traslucida.
- Aggiungere il garam masala, il succo di limone, le verdure miste, i peperoncini verdi e le foglie di coriandolo. Mescolare bene e cuocere a fuoco medio per 2-3 minuti. Schiaccia bene e metti da parte.
- Appiattire le polpette di patate con i palmi unti.
- Mettere un po 'di miscela di ripieno su ogni tortino di patate. Sigilla per fare delle costolette di forma oblunga. Mettere da parte.
- Mescolare la polvere di arrowroot con abbastanza acqua per formare una pastella sottile.
- Scaldare l'olio in una padella antiaderente. Immergere le costolette nella pastella, rotolare nel pangrattato e friggere a fuoco medio fino a doratura.
- Scolare e servire caldo.

Idli Upma

(Snack di torta di riso al vapore)

Per 4 persone

ingredienti

5 cucchiai di olio vegetale raffinato

½ cucchiaino di semi di senape

½ cucchiaino di semi di cumino

1 cucchiaino di urad dhal*

2 peperoncini verdi, tagliati nel senso della lunghezza

8 foglie di curry

Pizzico di assafetida

¼ di cucchiaino di curcuma

8 idli schiacciati

2 cucchiaini di zucchero semolato

1 cucchiaio di foglie di coriandolo tritate finemente

Sale qb

Metodo

- Scalda l'olio in una casseruola. Aggiungere i semi di senape, i semi di cumino, l'urad dhal, i peperoncini verdi, le foglie di curry, l'assafetida e la curcuma. Lasciali scoppiettare per 30 secondi.
- Aggiungere l'idlis tritato, lo zucchero semolato, il coriandolo e il sale. Mescolare delicatamente.
- Servite subito.

Dhal Bhajiya

(Polpette di lenticchie fritte in pastella)

Per 15

ingredienti

250 / 9oz mung dhal*, messo a bagno per 2-3 ore

2 peperoncini verdi, tritati finemente

2 cucchiai di foglie di coriandolo tritate finemente

1 cucchiaino di semi di cumino

Sale qb

Olio vegetale raffinato per friggere

Metodo

- Scolare il dhal e macinare grossolanamente.
- Aggiungere i peperoncini, le foglie di coriandolo, i semi di cumino e il sale. Mescolare bene.
- Scaldare l'olio in una padella antiaderente. Aggiungere piccole porzioni della miscela dhal e friggere a fuoco medio fino a doratura.
- Servire caldo con chutney di menta

Masala Papad

(Poppadoms conditi con spezie)

Per 8

ingredienti

2 pomodori, tritati finemente

2 cipolle grandi, tritate finemente

3 peperoncini verdi, tritati finemente

10 g di foglie di coriandolo tritate

2 cucchiaini di succo di limone

1 cucchiaino di chaat masala*

Sale qb

8 poppadoms

Metodo

- Mescola tutti gli ingredienti, tranne i papaveri, in una ciotola.
- Arrostisci i papaveri a fuoco vivo, girandoli da ogni lato. Assicurati di non bruciarli.
- Distribuire la miscela di verdure su ogni papavero. Servite subito.

Panino Di Verdure

Per 6

ingredienti

12 fette di pane

50 g di burro

Chutney di menta da 100 g

1 patata grande, bollita e affettata sottilmente

1 pomodoro, tagliato a fettine sottili

1 cipolla grande, affettata sottilmente

1 cetriolo, tagliato a fettine sottili

Chaat Masala* assaggiare

Sale qb

Metodo

- Imburrare le fette di pane e applicare su ognuna uno strato sottile di mostarda di menta.
- Disporre uno strato di fette di patata, pomodoro, cipolla e cetriolo su 6 fette di pane.
- Cospargere con un po 'di chaat masala e sale.
- Coprite con le rimanenti fette di pane e tagliate a piacere. Servite subito.

Involtini di fagioli verdi germogliati

Per 8

ingredienti

175 g di farina integrale

2 cucchiai di farina bianca naturale

½ cucchiaino di zucchero semolato

75 ml di acqua

50 g di piselli surgelati

25 g / 1 oz di fagioli mung germogliati

2 cucchiai di olio vegetale raffinato

50 g di spinaci, tritati finemente

1 pomodoro piccolo, tritato finemente

1 cipolla piccola, tritata finemente

30 g di foglie di cavolo tritate finemente

1 cucchiaino di cumino macinato

1 cucchiaino di coriandolo macinato

¼ di cucchiaino di pasta di zenzero

¼ di cucchiaino di pasta all'aglio

60 ml di panna

Sale qb

750 g di yogurt da 10 once

Metodo

- Mescolare la farina integrale, la farina bianca, lo zucchero e l'acqua. Impastare fino a ottenere un impasto duro. Mettere da parte.
- Lessare i piselli e i fagioli mung in acqua minima. Scolare e mettere da parte.
- Scalda l'olio in una casseruola. Aggiungere gli spinaci, il pomodoro, la cipolla e il cavolo. Friggere, mescolando di tanto in tanto, fino a quando il pomodoro diventa polposo.
- Aggiungere la miscela di piselli e fagioli mung insieme a tutti gli ingredienti rimanenti, tranne l'impasto. Cuocere a fuoco medio finché non si asciugano. Mettere da parte.
- Fare dei chapati sottili con l'impasto.
- Su un lato di ogni chapatti mettete al centro il composto cotto nel senso della lunghezza e arrotolate. Servire con chutney di menta e yogurt.

Chutney Sandwich

Per 6

ingredienti

12 fette di pane

½ cucchiaino di burro

6 cucchiai di chutney di menta

4 pomodori, affettati

Metodo

- Imburrate tutte le fette di pane. Distribuire il chutney di menta su 6 fette.
- Mettere i pomodori sopra il chutney di menta e coprire con un'altra fetta imburrata. Servite subito.

Chatpata Gobhi

(Snack piccante di cavolfiore)

Per 4 persone

ingredienti

500 g di cimette di cavolfiore

Sale qb

1 cucchiaino di pepe nero macinato

1 cucchiaio di olio vegetale raffinato

1 cucchiaio di succo di limone

Metodo

- Cuoci a vapore le cimette di cavolfiore per 10 minuti. Mettere da parte a raffreddare.
- Mescolare accuratamente le cimette al vapore con gli ingredienti rimanenti. Distribuire il cavolfiore su una pirofila ignifuga e grigliare per 5-7 minuti o finché non diventa marrone. Servire caldo.

Sabudana Vada

(Cotoletta di Sago)

Per 12

ingredienti

300 g di sago

125 g di arachidi, tostate e schiacciate grossolanamente

2 patate grandi, bollite e schiacciate

5 peperoncini verdi, schiacciati

Sale qb

Olio vegetale raffinato per friggere

Metodo

- Metti a bagno il sago per 5 ore. Scolare bene e mettere da parte per 3-4 ore.
- Mescolare il sago con tutti gli ingredienti, escluso l'olio. Impastare bene.
- Ungete i palmi delle mani e fate dodici polpette con il composto.
- Scaldare l'olio in una padella antiaderente. Friggere 3-4 tortini alla volta a fuoco medio fino a doratura.
- Scolare su carta assorbente. Servire caldo con chutney di menta.

Pane Upma

(Spuntino di pane)

Per 4 persone

ingredienti

2 cucchiai di olio vegetale raffinato

½ cucchiaino di semi di senape

½ cucchiaino di semi di cumino

3 peperoncini verdi, tagliati nel senso della lunghezza

½ cucchiaino di curcuma

¼ di cucchiaino di assafetida

2 cipolle, tritate finemente

2 pomodori, tritati finemente

Sale qb

2 cucchiaini di zucchero

3-4 cucchiai d'acqua

15 fette di pane, spezzettate

1 cucchiaio di foglie di coriandolo tritate

Metodo

- Scaldare l'olio in una padella antiaderente. Aggiungere i semi di senape, i semi di cumino, i peperoncini verdi, la curcuma e l'assafetida. Lasciali scoppiettare per 15 secondi.
- Aggiungere le cipolle e rosolare fino a quando non diventano traslucide. Aggiungere i pomodori, il sale, lo zucchero e l'acqua. Portate ad ebollizione a fuoco medio.
- Aggiungere il pane e mescolare bene. Cuocere a fuoco lento per 2-3 minuti, mescolando di tanto in tanto.
- Guarnire con le foglie di coriandolo. Servire caldo.

Khaja piccante

(Gnocchi di Farina Piccante con Zenzero)

Rende 25-30

ingredienti

500g / 1lb 2oz besan*

85 g di farina bianca normale

2 cucchiaini di peperoncino in polvere

½ cucchiaino di semi di ajowan

½ cucchiaino di semi di cumino

1 cucchiaio di foglie di coriandolo tritate

Sale qb

200ml / 7fl oz di acqua

1 cucchiaio di olio vegetale raffinato più una quantità extra per friggere

Metodo

- Impastare tutti gli ingredienti, tranne l'olio per friggere, fino a ottenere un impasto morbido.

- Crea 25-30 palline di 10 cm di diametro. Pungere tutto con una forchetta.

- Lasciar asciugare su un panno pulito per 25-30 minuti.

- Friggere fino a doratura. Scolare, raffreddare e conservare per un massimo di 15 giorni.

Patate Croccanti

Per 4 persone

ingredienti

Yogurt greco da 500 g / 1 lb 2 once

1 cucchiaino di pasta di zenzero

1 cucchiaino di pasta all'aglio

1 cucchiaino di garam masala

1 cucchiaino di cumino macinato, tostato a secco

1 cucchiaio di foglie di menta tritate

½ cucchiaio di foglie di coriandolo tritate

Sale qb

2 cucchiai di olio vegetale raffinato

4-5 patate, sbucciate e tagliate alla julienne

Metodo

- Sbatti lo yogurt in una ciotola. Aggiungere tutti gli ingredienti, tranne l'olio e le patate. Mescolare bene.

- Marinare le patate con lo yogurt per 3-4 ore in frigorifero.

- Versare l'olio in una padella per grigliare e adagiarvi sopra le patate marinate.

- Griglia per 10 minuti. Girare le patate e grigliarle per altri 8-10 minuti fino a renderle croccanti. Servire caldo.

Dhal Vada

(Polpette Miste Di Lenticchie Fritte)

Per 15

ingredienti

300 g / 10 oz intero masoor dhal*

150 g di masoor dhal*

1 cipolla grande, tritata finemente

Zenzero di radice di 2,5 cm, tritato finemente

3 peperoncini verdi, tritati finemente

¼ cucchiaio di assafetida

Sale qb

Olio vegetale raffinato per friggere

Metodo

- Mescola i dhal insieme. Mettere in uno scolapasta e versarvi dell'acqua. Metti da parte per un'ora. Asciugare con un asciugamano.

- Macina i dhal in una pasta. Aggiungere tutti i restanti ingredienti, tranne l'olio. Mescolare bene e modellare il composto in polpette.

- Scaldare l'olio in una padella antiaderente. Friggere le polpette a fuoco medio fino a dorarle. Servire caldo con chutney di menta

Frittelle Piccanti Di Banane

Per 4 persone

ingredienti

4 banane acerbe

125 g / 4½ oz di Besan*

75 ml di acqua

½ cucchiaino di peperoncino in polvere

¼ di cucchiaino di curcuma

½ cucchiaino di amchoor*

Sale qb

Olio vegetale raffinato per friggere

Metodo

- Cuoci le banane con la buccia per 7-8 minuti. Pelare e affettare. Mettere da parte.

- Mescolare tutti gli ingredienti rimanenti, tranne l'olio, per formare una pastella densa. Mettere da parte.

- Scaldare l'olio in una padella antiaderente. Immergi le fette di banana nella pastella e friggi a fuoco medio fino a doratura.

- Servire caldo con chutney di menta

Masala Dosa

(Crêpe con Ripieno di Patate Piccanti)

Fa 10-12

ingredienti

2 cucchiai di olio vegetale raffinato

½ cucchiaio di urad dhal*

½ cucchiaino di semi di cumino

½ cucchiaino di semi di senape

2 cipolle grandi, affettate finemente

¼ di cucchiaino di curcuma

Sale qb

2 patate grandi, bollite e tritate

1 cucchiaio di foglie di coriandolo tritate

Sada dosa fresca

Metodo

- Scalda l'olio in una casseruola. Aggiungere l'urad dhal, il cumino e i semi di senape. Lasciali scoppiettare per 15 secondi. Aggiungere le cipolle e friggere fino a renderle traslucide.

- Aggiungere la curcuma, il sale, le patate e le foglie di coriandolo. Mescolare bene e togliere dal fuoco.

- Metti un cucchiaio di questa miscela di patate al centro di ogni sada dosa.

- Piegare a triangolo per coprire il composto di patate. Servire caldo con chutney di cocco

Kebab di soia

Per 2

ingredienti

500 g / 1 lb 2 once di pepite di soia, lasciate a bagno per una notte

1 cipolla, tritata finemente

3-4 spicchi d'aglio

Zenzero di radice di 2,5 cm

1 cucchiaino di succo di limone

2 cucchiaini di foglie di coriandolo tritate

2 cucchiai di mandorle, ammollate e in fiocchi

½ cucchiaino di garam masala

½ cucchiaino di peperoncino in polvere

1 cucchiaino di chaat masala*

Olio vegetale raffinato per fritture poco profonde

Metodo

- Scolare le pepite di soia. Aggiungere tutti i restanti ingredienti, tranne l'olio. Macinare fino a ottenere una pasta densa e conservare in frigorifero per 30 minuti.

- Dividete il composto in palline delle dimensioni di una noce e schiacciatele.

- Scaldare l'olio in una padella antiaderente. Aggiungere gli spiedini e friggere fino a doratura. Servire caldo con chutney di menta

Semolino Idli

(Torta al semolino)

Per 12

ingredienti

4 cucchiaini di olio vegetale raffinato

150 g di semolino

120 ml di panna acida

¼ di cucchiaino di semi di senape

¼ di cucchiaino di semi di cumino

5 peperoncini verdi, tritati

1 cm di radice di zenzero, sminuzzata

4 cucchiai di foglie di coriandolo tritate finemente

Sale qb

4-5 foglie di curry

Metodo

- Scaldare 1 cucchiaino di olio in una casseruola. Aggiungere il semolino e soffriggere per 30 secondi. Aggiungi la panna acida. Mettere da parte.

- Riscaldare l'olio rimanente in una padella antiaderente. Aggiungere i semi di senape, i semi di cumino, i peperoncini verdi, lo zenzero, le foglie di coriandolo, il sale e le foglie di curry. Saltare in padella per 2 minuti.

- Aggiungetelo al composto di semola. Metti da parte per 10 minuti.

- Versare il composto di semola negli stampini idli o negli stampini per cupcake unti. Cuocere a vapore per 15 minuti. Togliete dagli stampini. Servire caldo.

Cotoletta Di Patate E Uova

Per 4 persone

ingredienti

4 uova sode, schiacciate

2 patate, bollite e schiacciate

½ cucchiaino di pepe nero macinato

2 peperoncini verdi, tritati

1 cm di radice di zenzero, tritato finemente

2 spicchi d'aglio, tritati finemente

½ cucchiaino di succo di limone

Sale qb

Olio vegetale raffinato per fritture poco profonde

Metodo

- Mescolate insieme tutti gli ingredienti, tranne l'olio.

- Divideteli in palline della grandezza di una noce e pressate per formare delle cotolette.

- Scalda l'olio in una casseruola. Aggiungere le cotolette e soffriggere fino a doratura.

- Servire caldo.

Chivda

(Miscela di riso battuto)

Per 4 persone

ingredienti

2 cucchiai di olio vegetale raffinato

1 cucchiaino di semi di senape

½ cucchiaino di semi di cumino

½ cucchiaino di curcuma

8 foglie di curry

750g / 1lb 10oz poha*

125 g di arachidi

75 g di chana dhal*, arrosto

1 cucchiaio di zucchero semolato

Sale qb

Metodo

- Scalda l'olio in una casseruola. Aggiungere i semi di senape, i semi di cumino, la curcuma e le foglie di curry. Lasciali scoppiettare per 15 secondi.

- Aggiungere tutti gli ingredienti rimanenti e saltare in padella per 4-5 minuti a fuoco lento.

- Lasciar raffreddare completamente. Conservare in un contenitore ermetico.

NOTA: *Può essere conservato fino a 15 giorni.*

Pane Bhajjia

(Frittelle di pane)

Per 4 persone

ingredienti

85 g di farina di mais

1 cipolla, tritata finemente

½ cucchiaino di peperoncino in polvere

1 cucchiaino di coriandolo macinato

Sale qb

75 ml di acqua

8 fette di pane, tagliate in quarti

Olio vegetale raffinato per friggere

Metodo

- Mescolare tutti gli ingredienti, tranne il pane e l'olio, per ottenere una pastella densa.

- Scaldare l'olio in una padella antiaderente. Immergi i pezzi di pane nella pastella e friggi fino a doratura.

- Servire caldo con ketchup o chutney di menta.

Egg Masala

Per 4 persone

ingredienti

2 cipolle piccole, tritate

2 peperoncini verdi, tritati

2 cucchiai di olio vegetale raffinato

1 cucchiaino di pasta di zenzero

1 cucchiaino di pasta all'aglio

1 cucchiaino di peperoncino in polvere

½ cucchiaino di curcuma

1 cucchiaino di coriandolo macinato

1 cucchiaino di cumino macinato

½ cucchiaino di garam masala

2 pomodori, tritati finemente

2 cucchiai di besan*

Sale qb

25 g di foglie di coriandolo scarse, tritate finemente

8 uova, bollite e dimezzate

Metodo

- Macina insieme le cipolle tritate e i peperoncini verdi per ottenere una pasta grossolana.

- Scalda l'olio in una casseruola. Aggiungere questa pasta insieme alla pasta di zenzero, pasta d'aglio, peperoncino in polvere, curcuma, coriandolo macinato, cumino macinato e garam masala. Mescolare bene e friggere per 3 minuti, mescolando continuamente.

- Aggiungere i pomodori e rosolare per 4 minuti.

- Aggiungere il besan e il sale. Mescolare bene e rosolare per un altro minuto.

- Aggiungere le foglie di coriandolo e rosolare per altri 2-3 minuti a fuoco medio.

- Aggiungere le uova e mescolare delicatamente. Il masala dovrebbe coprire bene le uova su tutti i lati. Cuocere a fuoco lento per 3-4 minuti.

- Servire caldo.

Pakoda di gamberi

(Snack di gamberi fritti)

Per 4 persone

ingredienti

250 g di gamberi sgusciati e decorticati

Sale qb

375 g / 13 once di besan*

1 cucchiaino di pasta di zenzero

1 cucchiaino di pasta all'aglio

½ cucchiaino di curcuma

1 cucchiaino di garam masala

150 ml di acqua

Olio vegetale raffinato per friggere

Metodo

- Marinare i gamberi con il sale per 20 minuti.
- Aggiungere gli altri ingredienti, escluso l'olio.
- Aggiungi abbastanza acqua per formare una pastella densa.

- Scalda l'olio in una casseruola. Aggiungere piccoli cucchiai di pastella e friggere a fuoco medio fino a doratura. Scolare su carta assorbente.
- Servire caldo con chutney di menta.

Croccantini al formaggio

Per 6 persone

ingredienti

2 cucchiai di farina bianca naturale

240 ml di latte

4 cucchiai di burro

1 cipolla di media grandezza, tritata finemente

Sale qb

150 g di formaggio di capra, sgocciolato

150 g di formaggio cheddar grattugiato

12 fette di pane

2 uova sbattute

Metodo

- Mescolare la farina, il latte e 1 cucchiaino di burro in una casseruola. Portare a ebollizione facendo attenzione che non si formino grumi. Cuocere a fuoco lento fino a quando la miscela si addensa. Mettere da parte.
- Riscaldare il burro rimanente in una casseruola. Friggere la cipolla a fuoco medio fino a renderla morbida.
- Aggiungere il sale, il formaggio di capra, il formaggio Cheddar e il composto di farina. Mescolare bene e mettere da parte.
- Imburrare le fette di pane. Distribuire un cucchiaio del composto di formaggio su 6 fette e coprire con le altre 6 fette.
- Spennellate la parte superiore di questi panini con l'uovo sbattuto.
- Cuocere in forno preriscaldato a 180 ° C (350 ° F / Gas Mark 6) per 10-15 minuti fino a doratura. Servire caldo con ketchup.

Mysore Bonda

(Gnocco di farina fritta dell'India meridionale)

Per 12

ingredienti

175 g di farina bianca normale

1 cipolla piccola, tritata finemente

1 cucchiaio di farina di riso

120 ml di panna acida

Un pizzico di bicarbonato di sodio

2 cucchiai di foglie di coriandolo tritate

Sale qb

Olio vegetale raffinato per friggere

Metodo

- Prepara la pastella mescolando tutti gli ingredienti, escluso l'olio. Mettere da parte per 3 ore.
- Scaldare l'olio in una padella antiaderente. Versare cucchiaiate di pastella e friggere a fuoco medio fino a doratura. Servire caldo con ketchup.

Radhaballabhi

(Panini salati bengalesi)

Per 12-15

ingredienti

4 cucchiai di mung dhal*

4 cucchiai di chana dhal*

4 chiodi di garofano

3 baccelli di cardamomo verde

½ cucchiaino di semi di cumino

3 cucchiai di burro chiarificato più una quantità extra per friggere

Sale qb

350 g di farina bianca normale

Metodo

- Metti a bagno i dhal durante la notte. Scolare l'acqua e macinare fino a ottenere una pasta. Mettere da parte.
- Macina insieme i chiodi di garofano, il cardamomo ei semi di cumino.
- Scalda 1 cucchiaio di burro chiarificato in una padella. Friggi le spezie macinate per 30 secondi. Aggiungere la

pasta dhal e il sale. Saltare in padella a fuoco medio fino a quando non si asciuga. Mettere da parte.

- Impastare la farina con 2 cucchiai di burro chiarificato, sale e acqua a sufficienza per ottenere un impasto compatto. Dividili in palline delle dimensioni di un limone. Arrotolare in dischi e posizionare al centro di ciascuno delle palline di dhal fritto. Sigilla come un sacchetto.
- Arrotolare i sacchetti in puri spessi, ciascuno di 10 cm di diametro. Mettere da parte.
- Riscalda il burro chiarificato in una casseruola. Friggere i puri fino a doratura.
- Scolare su carta assorbente e servire caldo.

Medu Vada

(Torte Di Lenticchie Fritte)

Per 4 persone

ingredienti

300 g / 10 once di urad dhal*, ammollo per 6 ore

Sale qb

¼ di cucchiaino di assafetida

8 foglie di curry

1 cucchiaino di semi di cumino

1 cucchiaino di pepe nero macinato

Verdura raffinata per friggere

Metodo

- Scolare l'urad dhal e macinarlo fino a ottenere una pasta densa e asciutta.
- Aggiungere tutti gli altri ingredienti, tranne l'olio, e mescolare bene.
- Bagna i palmi delle mani. Con la pastella fare una pallina delle dimensioni di un limone, appiattirla e fare un buco al centro come una ciambella. Ripeti per il resto della pastella.

- Scaldare l'olio in una padella antiaderente. Friggere i vadas fino a dorarli.
- Servire caldo con sambhar.

Frittata Di Pomodoro

Per 10

ingredienti

2 pomodori grandi, tritati finemente

180 g / 6 ½ oz di besan*

85 g di farina integrale

2 cucchiai di semolino

1 cipolla grande, tritata finemente

½ cucchiaino di pasta di zenzero

½ cucchiaino di pasta all'aglio

¼ di cucchiaino di curcuma

½ cucchiaino di peperoncino in polvere

1 cucchiaino di coriandolo macinato

½ cucchiaino di cumino macinato, tostato a secco

25 g / 1 oncia di foglie di coriandolo scarse, tritate

Sale qb

120 ml di acqua

Verdura raffinata per ungere

Metodo

- Mescolare insieme tutti gli ingredienti, tranne l'olio, per ottenere una pastella densa.
- Ungete e scaldate una padella piatta. Spalmate sopra un cucchiaio di pastella.
- Cospargere un po 'd'olio intorno alla frittata, coprire con un coperchio e cuocere a fuoco medio per 2 minuti. Capovolgi e ripeti. Ripeti per la pastella rimanente.
- Servire caldo con ketchup o chutney di menta

Egg Bhurji

(Uovo Strapazzato Piccante)

Per 4 persone

ingredienti

4 cucchiai di olio vegetale raffinato

½ cucchiaino di semi di cumino

2 cipolle grandi, tritate finemente

8 spicchi d'aglio, tritati finemente

½ cucchiaino di curcuma

3 peperoncini verdi, tritati finemente

2 pomodori, tritati finemente

Sale qb

8 uova, sbattute

10 g di foglie di coriandolo tritate

Metodo

- Scalda l'olio in una casseruola. Aggiungi i semi di cumino. Lasciali scoppiettare per 15 secondi. Aggiungere le cipolle e friggerle a fuoco medio fino a renderle traslucide.
- Aggiungere l'aglio, la curcuma, i peperoncini verdi e i pomodori. Saltare in padella per 2 minuti. Aggiungere le uova e cuocere, mescolando continuamente, fino a quando le uova sono pronte.
- Guarnire con le foglie di coriandolo e servire caldo.

Cotoletta all'uovo

Per 8

ingredienti

240ml / 8fl oz olio vegetale raffinato

1 cipolla grande, tritata finemente

1 cucchiaino di pasta di zenzero

1 cucchiaino di pasta all'aglio

Sale qb

½ cucchiaino di pepe nero macinato

2 patate grandi, bollite e schiacciate

8 uova sode, dimezzate

1 uovo, sbattuto

100 g di pangrattato

Metodo

- Scalda l'olio in una casseruola. Aggiungere la cipolla, la pasta di zenzero, la pasta di aglio, il sale e il pepe nero. Friggere a fuoco medio fino a doratura.
- Aggiungi le patate. Friggi per 2 minuti.
- Rimuovere i tuorli d'uovo e aggiungerli al composto di patate. Mescolare bene.
- Riempite le uova svuotate con il composto di tuorlo d'uovo di patate.
- Immergeteli nell'uovo sbattuto e arrotolateli nel pangrattato. Mettere da parte.
- Scaldare l'olio in una padella antiaderente. Friggere le uova fino a dorarle. Servire caldo.

Jhal Mudi

(Riso soffiato piccante)

Per 5-6 persone

ingredienti

Kurmure 300 g / 10 once*

1 cetriolo, tritato finemente

125 g di chana bollito*

1 patata grande, bollita e tritata finemente

125 g di arachidi tostate

1 cipolla grande, tritata finemente

25 g di foglie di coriandolo scarse, tritate finemente

4-5 cucchiai di olio di senape

1 cucchiaio di cumino macinato, tostato a secco

2 cucchiai di succo di limone

Sale qb

Metodo

- Mescola tutti gli ingredienti insieme per amalgamare bene. Servite subito.

Tofu Tikka

Per 15

ingredienti

300 g di tofu, tagliato a pezzi da 5 cm

1 peperone verde, tagliato a dadini

1 pomodoro a dadini

1 cipolla grande, tagliata a dadini

1 cucchiaino di chaat masala*

250 g di yogurt greco

½ cucchiaino di garam masala

½ cucchiaino di curcuma

1 cucchiaino di pasta all'aglio

1 cucchiaino di succo di limone

Sale qb

1 cucchiaio di olio vegetale raffinato

Per la marinata:

25 g / 1 oncia di foglie di coriandolo scarse, macinate

25 g / scarse foglie di menta da 1 oncia, macinate

Metodo

- Mescola gli ingredienti della marinata. Marinare il tofu con la miscela per 30 minuti.
- Grigliare con i pezzi di peperone, pomodoro e cipolla per 20 minuti, girandoli di tanto in tanto.
- Cospargere chaat masala in cima. Servire caldo con chutney di menta

Aloo Kabli

(Mix di Patate Piccanti, Ceci e Tamarindo)

Per 4 persone

ingredienti

3 patate grandi, bollite e tagliate a dadini

250 g di piselli bianchi*, bollito

1 cipolla grande, tritata finemente

1 peperoncino verde, tritato finemente

2 cucchiaini di pasta di tamarindo

2 cucchiaini di semi di cumino tostati a secco, macinati

10 g di foglie di coriandolo tritate

Sale qb

Metodo

- Mescola tutti gli ingredienti insieme in una ciotola. Schiaccia leggermente.
- Servire freddo oa temperatura ambiente.

Omelette Masala

Per 6

ingredienti

8 uova, sbattute

1 cipolla grande, tritata finemente

1 pomodoro, tritato finemente

4 peperoncini verdi, tritati finemente

2-3 spicchi d'aglio, tritati finemente

Zenzero di radice di 2,5 cm, tritato finemente

3 cucchiai di foglie di coriandolo tritate finemente

1 cucchiaino di chaat masala*

½ cucchiaino di curcuma

Sale qb

6 cucchiai di olio vegetale raffinato

Metodo

- Mescola tutti gli ingredienti, tranne l'olio, e mescola bene.
- Riscaldare una padella e spalmare sopra 1 cucchiaio di olio. Distribuire un sesto del composto di uova su di esso.
- Una volta che si sarà solidificata, girate la frittata e cuocete l'altro lato a fuoco medio.
- Ripeti per il resto della pastella.
- Servire caldo con ketchup o chutney di menta

Arachidi Masala

Per 4 persone

ingredienti

500 g di arachidi tostate

1 cipolla grande, tritata finemente

3 peperoncini verdi, tritati finemente

25 g di foglie di coriandolo scarse, tritate finemente

1 patata grande, bollita e tritata

1 cucchiaino di chaat masala*

1 cucchiaio di succo di limone

Sale qb

Metodo

- Mescola tutti gli ingredienti insieme per amalgamare bene. Servite subito.

Kothmir Wadi

(Polpette di coriandolo fritte)

Per 20-25

ingredienti

100 g di foglie di coriandolo tritate finemente

250 g / 9 once di besan*

45 g di farina di riso

3 peperoncini verdi, tritati finemente

½ cucchiaino di pasta di zenzero

½ cucchiaino di pasta all'aglio

1 cucchiaio di semi di sesamo

1 cucchiaino di curcuma

1 cucchiaino di coriandolo macinato

1 cucchiaino di zucchero

¼ di cucchiaino di assafetida

¼ di cucchiaino di bicarbonato di sodio

Sale qb

150 ml di acqua

Olio vegetale raffinato per ungere più extra per fritture poco profonde

Metodo

- In una ciotola mescolate insieme tutti gli ingredienti, escluso l'olio. Aggiungi un po 'd'acqua per ottenere una pastella densa.
- Ungere con olio una tortiera rotonda da 20 cm e versarvi la pastella.
- Cuoci a vapore per 10-15 minuti. Lasciar raffreddare per 10 minuti. Tritare la miscela al vapore in pezzi quadrati.
- Scaldare l'olio in una padella antiaderente. Friggere i pezzi fino a doratura su entrambi i lati. Servire caldo.

Involtini di riso e mais

Per 4 persone

ingredienti

100 g di riso al vapore, schiacciato

200 g di chicchi di mais bolliti

125 g / 4½ oz di Besan*

1 cipolla grande, tritata finemente

1 cucchiaino di garam masala

½ cucchiaino di peperoncino in polvere

10 g di foglie di coriandolo tritate

Succo di 1 limone

Sale qb

Olio vegetale raffinato per friggere

Metodo

- Mescolare tutti gli ingredienti, tranne l'olio, insieme.
- Scalda l'olio in una casseruola. Versare piccole cucchiaiate della miscela nell'olio e friggere fino a doratura su tutti i lati.
- Scolare su carta assorbente. Servire caldo.

Cotoletta Dahi

(Cotoletta allo Yogurt)

Per 4 persone

ingredienti

600 g di yogurt greco da 5 once

Sale qb

3 cucchiai di foglie di coriandolo tritate

6 peperoncini verdi, tritati finemente

200 g di pangrattato

1 cucchiaino di garam masala

2 cucchiaini di noci tritate

2 cucchiai di farina bianca naturale

½ cucchiaino di bicarbonato di sodio

90ml / 3fl oz di acqua

Olio vegetale raffinato per friggere

Metodo

- Mescolare lo yogurt con il sale, le foglie di coriandolo, i peperoncini, il pangrattato e il garam masala. Dividi in porzioni della grandezza di un limone.
- Premere alcune noci tritate al centro di ogni porzione. Mettere da parte.
- Mescolare la farina, il bicarbonato di sodio e l'acqua a sufficienza per ottenere una pastella sottile. Immergi le cotolette nella pastella e mettile da parte.
- Scalda l'olio in una casseruola. Friggere le cotolette fino a doratura.
- Servire caldo con chutney di menta

Uthappam

(Pancake Di Riso)

Per 12

ingredienti

500g / 1lb 2oz di riso

150 g di urad dhal*

2 cucchiaini di semi di fieno greco

Sale qb

12 cucchiai di olio vegetale raffinato

Metodo

- Mescolare tutti gli ingredienti, tranne l'olio, insieme. Immergere in acqua per 6-7 ore. Scolare e macinare fino a ottenere una pasta fine. Mettere da parte per 8 ore a fermentare.
- Riscaldare una padella e spalmare sopra 1 cucchiaino di olio.
- Versare un cucchiaio abbondante di pastella. Spalma come una frittella.
- Cuocere a fuoco lento per 2-3 minuti. Capovolgi e ripeti.
- Ripeti per il resto della pastella. Servire caldo.

Koraishutir Kochuri

(Pane Ripieno Di Piselli)

Per 4 persone

ingredienti

175 g di farina bianca normale

¾ cucchiaino di sale

2 cucchiai di burro chiarificato più una quantità extra per friggere

500g / 1lb 2oz di piselli surgelati

Zenzero di radice di 2,5 cm

4 peperoncini verdi piccoli

2 cucchiai di semi di finocchio

¼ di cucchiaino di assafetida

Metodo

- Impastare la farina con ¼ di cucchiaino di sale e 2 cucchiai di burro chiarificato. Mettere da parte.
- Macina i piselli, lo zenzero, i peperoncini e il finocchio fino a ottenere una pasta fine. Mettere da parte.
- Scalda un cucchiaino di burro chiarificato in una casseruola. Friggere l'assafetida per 30 secondi.

- Aggiungere la pasta di piselli e ½ cucchiaino di sale. Saltare in padella per 5 minuti. Mettere da parte.
- Dividete l'impasto in 8 palline. Appiattire e riempire ciascuna con la miscela di piselli. Sigilla come un sacchetto e appiattisci di nuovo. Stendetele in dischi rotondi.
- Riscalda il burro chiarificato in una casseruola. Aggiungere i dischi ripieni e friggere a fuoco medio fino a doratura. Scolare su carta assorbente e servire caldo.

Kanda Vada

(Cotoletta di Cipolla)

Per 4 persone

ingredienti

4 cipolle grandi, affettate

4 peperoncini verdi, tritati finemente

10 g di foglie di coriandolo tritate

¾ cucchiaino di pasta all'aglio

¾ cucchiaino di pasta di zenzero

½ cucchiaino di curcuma

Un pizzico di bicarbonato di sodio

Sale qb

250 g / 9 once di besan*

Olio vegetale raffinato per friggere

Metodo

- Mescola tutti gli ingredienti tranne l'olio. Impastare e mettere da parte per 10 minuti.
- Scalda l'olio in una casseruola. Aggiungere cucchiaiate di composto all'olio e friggere a fuoco medio fino a doratura. Servire caldo.

Aloo Tuk

(Spuntino di patate piccanti)

Per 4 persone

ingredienti

8-10 patate novelle, scottate

Sale qb

Olio vegetale raffinato per friggere

2 cucchiai di chutney di menta

2 cucchiai di mostarda di pomodori dolci

1 cipolla grande, tritata finemente

2-3 peperoncini verdi, tritati finemente

1 cucchiaino di sale nero, in polvere

1 cucchiaino di chaat masala*

Succo di 1 limone

Metodo

- Premere delicatamente le patate per appiattirle leggermente. Cospargere con il sale.
- Scalda l'olio in una casseruola. Aggiungere le patate e soffriggere fino a dorarle su tutti i lati.
- Trasferisci le patate su un piatto da portata. Cospargere sopra la mostarda di menta e quella di pomodori dolci.
- Cospargere la cipolla, i peperoncini verdi, il sale nero, il chaat masala e il succo di limone. Servite subito.

Cotoletta Di Cocco

Per 10

ingredienti

200 g di cocco fresco, grattugiato

Zenzero di radice di 2,5 cm

4 peperoncini verdi

2 cipolle grandi, tritate finemente

50 g di foglie di coriandolo

4-5 foglie di curry

Sale qb

2 patate grandi, bollite e schiacciate

2 uova sbattute

100 g di pangrattato

Olio vegetale raffinato per friggere

Metodo

- Macina insieme il cocco, lo zenzero, i peperoncini, le cipolle, le foglie di coriandolo e le foglie di curry. Mettere da parte.
- Salate le patate e mescolatele bene.
- Prepara delle polpette di patate delle dimensioni di un limone e appiattiscile sul palmo della mano.

- Metti un po 'di miscela di cocco macinata al centro di ogni cotoletta. Sigillateli come un sacchetto e appiattiteli di nuovo delicatamente.
- Immergere ogni cotoletta nell'uovo sbattuto e rotolare nel pangrattato.
- Scalda l'olio in una casseruola. Friggere le cotolette fino a doratura.
- Scolare su carta assorbente e servire caldo con chutney di menta

Mung Sprout Dhokla

(Torta di germogli verdi al vapore)

Per 20

ingredienti

200 g di fagioli mung germogliati

150 g / 5½ oz di mung dhal*

2 cucchiai di panna acida

Sale qb

2 cucchiai di carote grattugiate

Olio vegetale raffinato per ungere

Metodo

- Mescolare i fagioli mung, il dhal mung e la panna acida. Macinare insieme fino a ottenere una pasta liscia. Fermentare per 3-4 ore. Aggiungere il sale e mettere da parte.
- Ungere una tortiera rotonda da 20 cm. Versaci dentro la miscela di dhal. Cospargere le carote sopra e cuocere a vapore per 7 minuti.
- Tagliare a pezzi e servire caldo.

Paneer Pakoda

(Paneer fritto in pastella)

Per 4 persone

ingredienti

2½ cucchiaini di peperoncino in polvere

1¼ cucchiaino di amchoor*

Paneer da 250 g*, tagliato a pezzi grandi

8 cucchiai di besan*

Sale qb

Un pizzico di bicarbonato di sodio

150 ml di acqua

Olio vegetale raffinato per friggere

Metodo

- Mescolare 1 cucchiaio di peperoncino in polvere e l'amboor. Marinare i pezzi di paneer con la miscela per 20 minuti.
- Mescolare il besan con il peperoncino in polvere rimanente, il sale, il bicarbonato di sodio e acqua sufficiente per fare la pastella.
- Scalda l'olio in una casseruola. Immergi ogni pezzo di paneer nella pastella e friggi a fuoco medio fino a doratura.
- Servire caldo con chutney di menta

Pagnotta Di Carne Indiana

Per 4 persone

ingredienti

500 g di carne macinata di manzo

Fette di pancetta da 200 g

½ cucchiaino di pasta di zenzero

½ cucchiaino di pasta all'aglio

2 peperoncini verdi, tritati finemente

½ cucchiaino di pepe nero macinato

¼ di cucchiaino di noce moscata, grattugiata

Succo di 1 limone

Sale qb

2 uova sbattute

Metodo

- In una casseruola mescolate insieme tutti gli ingredienti tranne le uova.
- Cuocere a fuoco vivace fino a quando il composto è asciutto. Mettere da parte a raffreddare.
- Aggiungere le uova sbattute e mescolare bene. Versare in una tortiera da 20 x 10 cm.
- Cuoci a vapore la miscela per 15-20 minuti. Lasciar raffreddare per 10 minuti. Tagliarli a fettine e servire ben caldi.

Paneer Tikka

(Paneer Patty)

Per 4 persone

ingredienti

Paneer da 250 g*, tagliato in 12 pezzi

2 pomodori, tagliati in quarti e la polpa rimossa

2 peperoni verdi, privati del torsolo e tagliati in quarti

2 cipolle di media grandezza, tagliate in quarti

3-4 foglie di cavolo, sminuzzate

1 cipolla piccola, affettata finemente

Per la marinata:

1 cucchiaino di pasta di zenzero

1 cucchiaino di pasta all'aglio

250 g di yogurt greco

2 cucchiai di panna liquida

Sale qb

Metodo

- Mescola gli ingredienti della marinata. Marinare il paneer, i pomodori, i peperoni e le cipolle con questa miscela per 2-3 ore.
- Infilzateli uno dopo l'altro e grigliateli su una griglia a carbone finché i pezzi di paneer non saranno dorati.
- Guarnire con il cavolo cappuccio e la cipolla. Servire caldo.

Cotoletta di Paneer

Per 10

ingredienti

1 cucchiaio di burro chiarificato

2 cipolle grandi, tritate finemente

Zenzero di radice di 2,5 cm, grattugiato

2 peperoncini verdi, tritati finemente

4 spicchi d'aglio, tritati finemente

3 patate, bollite e schiacciate

300 g di formaggio di capra, sgocciolato

1 cucchiaio di farina bianca naturale

3 cucchiai di foglie di coriandolo tritate

50 g di pangrattato

Sale qb

Olio vegetale raffinato per friggere

Metodo

- Riscalda il burro chiarificato in una casseruola. Aggiungere le cipolle, lo zenzero, i peperoncini e l'aglio. Friggere, mescolando spesso, finché la cipolla non diventa marrone. Togli dal fuoco.
- Aggiungere le patate, il formaggio di capra, la farina, le foglie di coriandolo, il pangrattato e il sale. Mescolare bene e formare delle cotolette.
- Scalda l'olio in una casseruola. Friggere le cotolette fino a dorarle. Servire caldo.

Dhal ke Kebab

(Dhal Kebab)

Per 12

ingredienti

600 g / 1 libbra 5 once di masoor dhal*

1,2 litri / 2 pinte di acqua

Sale qb

3 cucchiai di foglie di coriandolo tritate

3 cucchiai di farina di mais

3 cucchiai di pangrattato

1 cucchiaino di pasta all'aglio

Olio vegetale raffinato per friggere

Metodo

- Cuocere il dhal con l'acqua e il sale in una casseruola a fuoco medio per 30 minuti. Scolare l'acqua in eccesso e schiacciare il dhal cotto con un cucchiaio di legno.
- Aggiungere tutti i restanti ingredienti, tranne l'olio. Mescolare bene e formare 12 polpette.
- Scalda l'olio in una casseruola. Friggere le polpette fino a doratura. Scolare su carta assorbente e servire caldo.

Polpette Di Riso Salate

Per 4 persone

ingredienti

100 g di riso al vapore

125 g / 4½ oz di Besan*

125 g di yogurt

½ cucchiaino di peperoncino in polvere

¼ di cucchiaino di curcuma

1 cucchiaino di garam masala

Sale qb

Olio vegetale raffinato per friggere

Metodo

- Schiaccia il riso con un cucchiaio di legno. Aggiungere tutti gli altri ingredienti, tranne l'olio, e mescolare bene. Questo dovrebbe creare una pastella con una consistenza cakemix. Aggiungere acqua se necessario.
- Scaldare l'olio in una padella antiaderente. Aggiungere cucchiai di pastella e friggere a fuoco medio fino a doratura.
- Scolare su carta assorbente e servire caldo.

Roti nutriente Roll

Per 4 persone

ingredienti
Per il ripieno:

1 cucchiaino di semi di cumino

1 cucchiaino di burro

1 patata bollita, schiacciata

1 uovo sodo, tritato finemente

1 cucchiaio di foglie di coriandolo tritate

½ cucchiaino di peperoncino in polvere

Un pizzico di pepe nero macinato

Pizzico di garam masala

1 cucchiaio di cipolle verdi, tritate finemente

Sale qb

Per i roti:

85 g di farina integrale

1 cucchiaino di olio vegetale raffinato

Pizzico di sale

Metodo

- Mescolare insieme tutti gli ingredienti per il ripieno e schiacciare bene. Mettere da parte.
- Mescolare tutti gli ingredienti per i roti. Impastare fino a ottenere un impasto flessibile.
- Fare delle palline di pasta delle dimensioni di una noce e arrotolarle in dischi.
- Distribuire il ripieno schiacciato finemente e in modo uniforme su ogni disco. Arrotolare ogni disco in un rotolo stretto.
- Arrostire leggermente gli involtini su una padella calda. Servire caldo.

Kebab Di Pollo Alla Menta

Per 20

ingredienti

500g / 1lb 2oz di pollo tritato

50 g di foglie di menta tritate finemente

4 peperoncini verdi, tritati finemente

1 cucchiaino di coriandolo macinato

1 cucchiaino di cumino macinato

Succo di 1 limone

1 cucchiaino di pasta di zenzero

1 cucchiaino di pasta all'aglio

1 uovo, sbattuto

1 cucchiaio di farina di mais

Sale qb

Olio vegetale raffinato per friggere

Metodo

- Mescolate insieme tutti gli ingredienti, tranne l'olio. Impastare fino a ottenere una pasta morbida.
- Dividi l'impasto in 20 porzioni e appiattisci ciascuna.
- Scaldare l'olio in una padella antiaderente. Friggere gli spiedini a fuoco medio fino a dorarli. Servire caldo con chutney di menta

Patatine Masala

Per 4 persone

ingredienti

200 g di patatine semplici salate

2 cipolle, tritate finemente

10 g di foglie di coriandolo tritate finemente

2 cucchiaini di succo di limone

1 cucchiaino di chaat masala*

Sale qb

Metodo

- Sbriciola le patatine. Aggiungere tutti gli ingredienti e mescolare per amalgamare bene.
- Servite subito.

Samosa di verdure miste

(Verdure Miste Salate)

Per 10

ingredienti

2 cucchiai di olio vegetale raffinato più una quantità extra per friggere

1 cipolla grande, tritata finemente

175 g di pasta di zenzero

1 cucchiaino di cumino macinato, tostato a secco

Sale qb

2 patate, lessate e tagliate a dadini

125 g di piselli cotti

Per la pasticceria:

175 g di farina bianca normale

Pizzico di sale

2 cucchiai di olio vegetale raffinato

100ml / 3½fl oz di acqua

Metodo

- Scaldare 2 cucchiai di olio in una padella antiaderente. Aggiungere la cipolla, lo zenzero e il cumino macinato. Friggere per 3-5 minuti, mescolando continuamente.
- Aggiungere il sale, le patate e i piselli. Mescolare bene e schiacciare. Mettere da parte.
- Realizza dei coni di pasta con gli ingredienti della pasticceria, come nella ricetta della patata samosa
- Riempire ogni cono con 1 cucchiaio di miscela di patate e piselli e sigillare i bordi.
- Riscaldare l'olio in una padella e friggere i coni fino a doratura.
- Scolare e servire caldo con ketchup o chutney di menta

Mince Rolls

Per 12

ingredienti

500g / 1lb 2oz di agnello tritato

2 peperoncini verdi, tritati finemente

Zenzero di radice di 2,5 cm, tritato finemente

2 spicchi d'aglio, tritati finemente

1 cucchiaino di garam masala

1 cipolla grande, tritata finemente

25 g / 1 oncia di foglie di coriandolo scarse, tritate

1 uovo, sbattuto

Sale qb

50 g di pangrattato

Olio vegetale raffinato per fritture poco profonde

Metodo

- Mescolare insieme tutti gli ingredienti, tranne il pangrattato e l'olio. Dividete il composto in 12 porzioni cilindriche. Arrotolare il pangrattato. Mettere da parte.
- Scaldare l'olio in una padella antiaderente. Friggere gli involtini a fuoco lento fino a dorarli su tutti i lati.
- Servire caldo con chutney di cocco verde

Golli Kebab

(Involtini di dita alle verdure)

Per 12

ingredienti

1 carota grande, tritata finemente

50 g di fagioli francesi, tritati

50 g di cavolo cappuccio, tritato finemente

1 cipolla piccola, grattugiata

1 cucchiaino di pasta all'aglio

2 peperoncini verdi

Sale qb

½ cucchiaino di zucchero semolato

½ cucchiaino di amchoor*

50 g di pangrattato

125 g / 4½ oz di Besan*

Olio vegetale raffinato per friggere

Metodo

- Mescolate insieme tutti gli ingredienti, tranne l'olio. Forma in 12 cilindri.
- Scaldare l'olio in una padella antiaderente. Friggere i cilindri fino a doratura.
- Servire caldo con ketchup.

Mathis

(Salatini fritti)

Per 25

ingredienti

350 g di farina bianca normale

200ml / 7fl oz di acqua calda

1 cucchiaio di burro chiarificato

1 cucchiaino di semi di ajowan

1 cucchiaio di burro chiarificato

Sale qb

Olio vegetale raffinato per friggere

Metodo

- Mescolate insieme tutti gli ingredienti, tranne l'olio. Impastare fino a ottenere un impasto flessibile.
- Dividete l'impasto in 25 porzioni. Arrotolare ogni porzione in un disco di 5 cm di diametro. Bucherellate i dischi con una forchetta e metteteli da parte per 30 minuti.
- Scalda l'olio in una casseruola. Friggere i dischi finché non diventano dorati.
- Scolare su carta assorbente. Raffreddare e conservare in un contenitore ermetico.

Poha Pakoda

Per 4 persone

ingredienti

100 g / 3½ oz poha*

500ml / 16fl oz di acqua

125 g di arachidi, tritate grossolanamente

½ cucchiaino di pasta di zenzero

½ cucchiaino di pasta all'aglio

2 cucchiaini di succo di limone

1 cucchiaino di zucchero

1 cucchiaino di coriandolo macinato

½ cucchiaino di cumino macinato

10 g di foglie di coriandolo tritate finemente

Sale qb

Olio vegetale raffinato per friggere

Metodo

- Immergi il poha nell'acqua per 15 minuti. Scolare e mescolare con tutti i restanti ingredienti, escluso l'olio. Formate delle palline delle dimensioni di una noce.
- Scaldare l'olio in una padella antiaderente. Friggere le palline di poha a fuoco medio finché non diventano dorate.
- Scolare su carta assorbente. Servire caldo con chutney di menta

Hariyali Murgh Tikka

(Tikka di pollo verde)

Per 4 persone

ingredienti

650 g di pollo disossato da 6 once, tagliato a pezzi da 5 cm

Olio vegetale raffinato per imbastire

Per la marinata:

Sale qb

125 g di yogurt

1 cucchiaio di pasta di zenzero

1 cucchiaio di pasta all'aglio

25 g / scarse foglie di menta da 1 oncia, macinate

25 g / 1 oncia di foglie di coriandolo scarse, macinate

50 g di spinaci, macinati

2 cucchiai di garam masala

3 cucchiai di succo di limone

Metodo

- Mescola gli ingredienti della marinata. Marinare il pollo con questa miscela per 5-6 ore in frigorifero. Togliere dal frigorifero almeno un'ora prima della cottura.
- Grigliare i pezzi di pollo su spiedini o su una teglia unta di olio. Cuocere fino a quando il pollo diventa marrone su tutti i lati. Servire caldo.

Boti Kebab

(Spiedini di agnello a misura di boccone)

Per 20

ingredienti

500g / 1lb 2oz di agnello disossato, tagliato a pezzetti

1 cucchiaino di pasta di zenzero

2 cucchiaini di pasta all'aglio

2 cucchiaini di peperoncini verdi

½ cucchiaio di coriandolo macinato

½ cucchiaio di cumino macinato

¼ di cucchiaino di curcuma

1 cucchiaino di peperoncino in polvere

¾ cucchiaino di garam masala

Succo di 1 limone

Sale qb

Metodo

- Mescolare bene tutti gli ingredienti e mettere da parte per 3 ore.
- Infilzate i pezzi di agnello. Cuocere su una griglia a carbone per 20 minuti fino a doratura. Servire caldo.

Chaat

(Spuntino di patate salato)

Per 4 persone

ingredienti

Olio vegetale raffinato per friggere

4 patate di media grandezza, bollite, sbucciate e tagliate a pezzi di 2,5 cm

½ cucchiaino di peperoncino in polvere

Sale qb

1 cucchiaino di cumino macinato, tostato a secco

1 ½ cucchiaino di chaat masala*

1 cucchiaino di succo di limone

2 cucchiai di chutney di mango caldo e dolce

1 cucchiaio di chutney di menta

10 g di foglie di coriandolo tritate

1 cipolla grande, tritata finemente

Metodo

- Scaldare l'olio in una padella antiaderente. Friggere le patate a fuoco medio fino a dorarle su tutti i lati. Scolare su carta assorbente.
- In una ciotola, condisci le patate con il peperoncino in polvere, il sale, il cumino macinato, il chaat masala, il succo di limone, il chutney di mango caldo e dolce e il chutney di menta. Guarnire con le foglie di coriandolo e la cipolla. Servite subito.

Coconut Dosa

(Crêpe di riso al cocco)

Fa 10-12

ingredienti

250 g di riso, ammollato per 4 ore

100 g / 3½ oz poha*, ammollo per 15 minuti

100 g di riso al vapore

50 g di cocco fresco grattugiato

50 g di foglie di coriandolo tritate

Sale qb

12 cucchiaini di olio vegetale raffinato

Metodo

- Macina tutti gli ingredienti, tranne l'olio, insieme per formare una pastella densa.
- Ungete e scaldate una padella piatta. Versare un cucchiaio di pastella e spalmare con il dorso di un cucchiaio fino a formare una sottile crêpe. Versaci sopra un cucchiaino d'olio. Cuocere fino a quando sono croccanti. Ripeti per la pastella rimanente.
- Servire caldo con chutney di cocco

Tortini Di Frutta Secca

Per 8

ingredienti

50 g di frutta secca mista, tritata finemente

2 cucchiai di chutney di mango caldo e dolce

4 patate grandi, bollite e schiacciate

2 peperoncini verdi, tritati finemente

1 cucchiaio di farina di mais

Sale qb

Olio vegetale raffinato per friggere

Metodo

- Mescolare la frutta secca con il chutney di mango caldo e dolce. Mettere da parte.
- Mescolare le patate, i peperoncini verdi, la farina di mais e il sale.
- Dividete il composto in 8 palline della grandezza di un limone. Appiattiscili premendoli delicatamente tra i palmi delle mani.
- Mettere un po 'di miscela di frutta secca al centro di ciascuna e sigillare come un sacchetto. Appiattisci ancora una volta per formare delle polpette.

- Scaldare l'olio in una padella antiaderente. Aggiungere le polpette e friggere a fuoco medio fino a doratura su tutti i lati. Servire caldo.

Riso Cotto Dosa

Fa 10-12

ingredienti

100 g di riso al vapore

250 g / 9 once di besan*

3-4 peperoncini verdi, tritati finemente

1 cipolla, tritata finemente

50 g di foglie di coriandolo tritate

8 foglie di curry, tritate finemente

Pizzico di assafetida

3 cucchiai di yogurt

Sale qb

150 ml di acqua

12 cucchiaini di olio vegetale raffinato

Metodo

- Mescola tutti gli ingredienti insieme. Schiaccia leggermente e aggiungi un po 'd'acqua per ottenere una pastella densa.
- Ungete e scaldate una padella piatta. Versare sopra un cucchiaio di pastella e spalmare fino a formare una sottile crêpe. Versaci un cucchiaino d'olio intorno. Cuocere fino a quando sono croccanti. Ripeti per la pastella rimanente.
- Servire caldo con chutney di cocco

Polpette di banana acerba

Per 10

ingredienti

6 banane acerbe, bollite e schiacciate

3 peperoncini verdi, tritati finemente

1 cipolla piccola, tritata finemente

¼ di cucchiaino di curcuma

1 cucchiaio di farina di mais

1 cucchiaino di coriandolo macinato

1 cucchiaino di cumino macinato

1 cucchiaino di succo di limone

½ cucchiaino di pasta di zenzero

½ cucchiaino di pasta all'aglio

Sale qb

Olio vegetale raffinato per fritture poco profonde

Metodo

- Mescolate insieme tutti gli ingredienti, tranne l'olio. Impastare bene.
- Dividi in 10 palline uguali. Appiattisci in polpette.
- Scaldare l'olio in una padella antiaderente. Aggiungere alcune polpette alla volta e friggere fino a doratura su tutti i lati.
- Servire caldo con ketchup o chutney di menta

Sooji Vada

(Spuntino di semolino fritto)

Rende 25-30

ingredienti

200 g di semola

250 g di yogurt

1 cipolla grande, tritata

Zenzero di radice di 2,5 cm, grattugiato

8 foglie di curry

4 peperoncini verdi, tritati finemente

½ cocco fresco, macinato

Sale qb

Olio vegetale raffinato per friggere

Metodo

- Mescolare insieme tutti gli ingredienti, tranne l'olio, per ottenere una pastella densa. Mettere da parte.
- Scaldare l'olio in una padella antiaderente. Aggiungere delicatamente cucchiai di pastella e friggere a fuoco medio fino a doratura.
- Scolare su carta assorbente. Servire caldo con chutney di menta

Morsi salati in agrodolce

Per 20

ingredienti

2 cucchiai di olio vegetale raffinato

1 cucchiaino di semi di senape

1 cucchiaino di semi di sesamo

7-8 foglie di curry

2 cucchiai di foglie di coriandolo tritate finemente

Per le muthie:

200 g di riso al vapore

50 g di cavolo cappuccio, grattugiato

1 carota di media grandezza, grattugiata

125 g di piselli surgelati, scongelati e schiacciati

4 peperoncini verdi, tritati finemente

1 cucchiaino di pasta di zenzero

1 cucchiaino di pasta all'aglio

2 cucchiai di zucchero semolato

2 cucchiai di succo di limone

Un pizzico di curcuma

1 cucchiaino di garam masala

3 cucchiai di salsa di pomodoro

Sale qb

Metodo

- Mescola tutti gli ingredienti della muthia in una ciotola. Impastare bene.
- Trasferire questa miscela in una tortiera rotonda da 20 cm unta e distribuire uniformemente.
- Mettere la teglia in una vaporiera e cuocere a vapore per 15-20 minuti. Mettere da parte a raffreddare per 15 minuti. Tagliate a pezzi a forma di diamante. Mettere da parte.
- Scalda l'olio in una casseruola. Aggiungere i semi di senape, i semi di sesamo e le foglie di curry. Lasciali scoppiettare per 15 secondi.
- Versalo direttamente sulle mutia. Guarnire con il coriandolo e servire caldo.

Tortini Di Gamberi

Per 4 persone

ingredienti

2 cucchiai di olio vegetale raffinato plus per friggere

1 cipolla, tritata finemente

Zenzero di radice di 2,5 cm, tritato finemente

2 spicchi d'aglio, tritati finemente

250 g di gamberi, puliti e decorticati

1 cucchiaino di garam masala

Sale qb

1 cucchiaino di succo di limone

2 cucchiai di foglie di coriandolo tritate

5 patate grandi, bollite e schiacciate

100 g di pangrattato

Metodo

- Scaldare 2 cucchiai di olio in una padella antiaderente. Aggiungere la cipolla e friggere fino a quando diventa traslucida.
- Aggiungere lo zenzero e l'aglio e rosolare a fuoco medio per un minuto.
- Aggiungere i gamberi, il garam masala e il sale. Cuocere per 5-7 minuti.
- Aggiungere il succo di limone e le foglie di coriandolo. Mescolare bene e mettere da parte.
- Aggiungere il sale alle patate e formare delle polpette. Metti un po 'di miscela di gamberi su ogni tortino. Sigilla in sacchetti e appiattisci. Mettere da parte.
- Scalda l'olio in una casseruola. Arrotolare le polpette nel pangrattato e friggere fino a doratura. Servire caldo.

Reshmi Kebab

(Kebab di pollo in marinata cremosa)

Fa 10-12

ingredienti

250 ml di panna acida

1 cucchiaino di pasta di zenzero

1 cucchiaino di pasta all'aglio

1 cucchiaino di sale

1 uovo, sbattuto

120ml / 4fl oz di panna doppia

500 g di pollo disossato, tritato

Metodo

- Mescolare insieme la panna acida, la pasta di zenzero e la pasta all'aglio. Aggiungere il sale, l'uovo e la panna per ottenere una pasta densa.
- Marinare il pollo con questa miscela per 2-3 ore.
- Infilzare i pezzi e cuocere su una griglia a carbone fino a doratura.
- Servire caldo.

Delizia di grano spezzato

Per 15

ingredienti

250 g di grano spezzato, leggermente tostato

150 g / 5½ oz di mung dhal*

300ml / 10fl oz di acqua

125 g di piselli surgelati

60 g di carote, grattugiate

1 cucchiaio di arachidi tostate

1 cucchiaio di pasta di tamarindo

1 cucchiaino di garam masala

1 cucchiaino di peperoncino in polvere

¼ di cucchiaino di curcuma

1 cucchiaino di sale

1 cucchiaio di foglie di coriandolo tritate

Metodo

- Immergere il grano spezzato e il mung dhal nell'acqua per 2-3 ore.
- Aggiungere gli altri ingredienti, tranne le foglie di coriandolo, e mescolare bene.
- Versare il composto in una tortiera rotonda da 20 cm. Cuocere a vapore per 10 minuti.
- Lasciar raffreddare e tagliare a pezzi. Guarnire con il coriandolo. Servire con chutney di cocco verde

Methi Dhokla

(Torta al fieno greco al vapore)

Per 12

ingredienti

200 g di riso a grani corti

150 g di urad dhal*

Sale qb

25 g / 1 oncia di foglie di fieno greco, tritate

2 cucchiaini di peperoncini verdi

1 cucchiaio di panna acida

Olio vegetale raffinato per ungere

Metodo

- Mettere a bagno il riso e il dhal insieme per 6 ore.
- Macinare fino a ottenere una pasta densa e mettere da parte a fermentare per 8 ore.
- Aggiungi gli altri ingredienti. Mescolare bene e fermentare per altre 6-7 ore.
- Ungere una tortiera rotonda da 20 cm. Versare la pastella nella teglia e cuocere a vapore per 7-10 minuti.
- Servire caldo con un chutney dolce.

Tortini Di Piselli

Per 12

ingredienti

2 cucchiai di olio vegetale raffinato più una quantità extra per friggere

1 cucchiaino di semi di cumino

600 g / 1 lb 5 once di piselli cotti, schiacciati

1½ cucchiaino di amchoor*

1½ cucchiaino di coriandolo macinato

Sale qb

½ cucchiaino di pepe nero macinato

6 patate, bollite e schiacciate

2 fette di pane

Metodo

- Scalda 2 cucchiai di olio in una casseruola. Aggiungi i semi di cumino. Dopo 15 secondi, aggiungere i piselli, l'amoror e il coriandolo. Friggi per 2 minuti. Mettere da parte.
- Salate e pepate le patate. Mettere da parte.
- Immergi le fette di pane nell'acqua. Spremi l'acqua in eccesso premendoli tra i palmi delle mani. Rimuovere le croste e aggiungere le fette al composto di patate. Mescolare bene. Dividi il composto in palline delle dimensioni di un limone.
- Appiattisci ogni pallina e disponi al centro un cucchiaio della miscela di piselli. Sigilla come un sacchetto e appiattisci di nuovo.
- Scaldare l'olio in una padella antiaderente. Friggere le polpette fino a doratura. Servire caldo.

Nimki

(Triangolo di farina croccante)

Per 20

ingredienti

500g / 1lb 2oz besan*

75 g di burro chiarificato

1 cucchiaino di sale

1 cucchiaino di semi di cumino

1 cucchiaino di semi di ajowan

200ml / 7fl oz di acqua

Sale qb

Olio vegetale raffinato per friggere

Metodo

- Mescolate insieme tutti gli ingredienti, tranne l'olio. Impastare fino a ottenere un impasto duro.
- Prepara delle palline delle dimensioni di una noce. Stendetele in dischi sottili. Tagliarli a metà e piegarli in triangoli.
- Scaldare l'olio in una padella antiaderente. Friggere i triangoli a fuoco medio fino a dorarli. Raffreddare e conservare in un contenitore ermetico per un massimo di 8 giorni.

Dahi Pakoda Chaat

(Gnocchi di Lenticchie Fritte in Yogurt)

Per 4 persone

ingredienti

200 g / 7 once di mung dhal*

200 g / 7 once di urad dhal*

1 cm di radice di zenzero, tritato

3 cucchiai di foglie di coriandolo tritate

Sale qb

Olio vegetale raffinato per friggere

Mostarda di pomodori dolci da 125 g

Chutney di menta da 125 g

175 g di yogurt, sbattuto

½ cucchiaino di sale nero

1 cucchiaio di cumino macinato, tostato a secco

3 cucchiai Bombay Mix*

Metodo

- Metti a bagno i dhal insieme per 4-5 ore. Scolare e aggiungere lo zenzero, 2 cucchiai di foglie di coriandolo

e il sale. Macina per ottenere una pastella grossolana. Mettere da parte.
- Scalda l'olio in una casseruola. Quando inizia a fumare, aggiungi cucchiaiate di pastella. Friggere fino a doratura. Scolare su carta assorbente.
- Disporre i pakoda fritti in un piatto da portata. Cospargere il chutney di menta, il chutney di pomodori dolci e lo yogurt sui pakoda. Cospargere con gli ingredienti rimanenti. Servite subito.